Verschwiegene Not

Verschwiegene Not

Karl Müller

Karl Müller

Verschwiegene Not

Tabu Inkontinenz – praktische Tipps und Hilfen aus der Psychologie

hogrefe

Bibliografische Information der Deutschen Nationalbibliothek
Die Deutsche Nationalbibliothek verzeichnet diese Publikation in der Deutschen Nationalbibliografie; detaillierte bibliografische Daten sind im Internet über http://www.dnb.de abrufbar.

Anregungen und Zuschriften bitte an:
Hogrefe AG
Lektorat Psychologie
Länggass-Strasse 76
3012 Bern
Schweiz
Tel. +41 31 300 45 00
info@hogrefe.ch
www.hogrefe.ch

Lektorat: Dr. Susanne Lauri
Bearbeitung: Tobias Gaudin, Gießen
Herstellung: René Tschirren
Illustrationen: Petra Kaster, Mannheim
Umschlaggestaltung: Hogrefe AG, Bern
Umschlagabbildung: Petra Kaster, Mannheim
Satz: Mediengestaltung Meike Cichos, Göttingen
Druck und buchbinderische Verarbeitung: Finidr s.r.o., Český Těšín
Printed in Czech Republic

1. Auflage 2025

(E-Book-ISBN_PDF 978-3-456-96233-7)
(E-Book-ISBN_EPUB 978-3-456-76233-3)
ISBN 978-3-456-86233-0
https://doi.org/10.1024/86233-000

Inhaltsverzeichnis

Vorbemerkungen

Der besseren Lesbarkeit wegen wurde die übliche grammatikalische Schreibform gewählt. Selbstverständlich sind jeweils alle Geschlechter gemeint.

Beispiele wurden anonymisiert und so verändert, dass die Identität der Betroffenen geschützt bleibt.

Die aufgeführten Tipps wurden fachlich überprüft. Beachten Sie Hinweise, dass gegebenenfalls eine ärztliche Beratung erforderlich ist.

Geleitwort

Unsere Ausscheidungen, so lernen wir es in der frühen Kindheit, gehören zu den intimen Verrichtungen des Menschen. Wenn wir einen Drang verspüren und diesen nicht aufschieben können, gehen wir zur Toilette. Bis wir dort sind, halten wir dank der Körperkontrolle die Ausscheidungen ein. Was nun hinter der verschlossenen Tür passiert, gehört keinesfalls in die Öffentlichkeit. Es ist tabu. Die gesellschaftlichen Regeln wurden gelernt und werden beherzigt. So weit, so normal.

Doch was passiert, wenn die Kontrolle über Blase und Darm aufgrund einer chronischen oder akuten Erkrankung verloren geht, die Betroffenen zeitweise oder dauerhaft inkontinent sind?

Durch die nicht mehr kontrollierbare Inkontinenz fühlen Sie sich schutzlos, Scham- und Angstgefühle sind die Folge. Soziales, berufliches und öffentliches Leben werden gemieden oder auf das Notwendigste reduziert, nicht selten leiden Partnerschaft und Sexualität.

Weil es tabu ist darüber zu sprechen, werden mühevoll eigene Wege im Umgang mit der Inkontinenz entwickelt. Diese helfen meist wenig, verstärken die Not.

An dieser Stelle setzt das Buch „Verschwiegene Not" an. Es zeigt, dass Sie als betroffene Person nicht allein sind mit dem Problem. Karl Müller, ein erfahrener Verhaltenstherapeut, beschreibt viele effektive, praktische und psychologische Hilfen, wie Sie die Kontrolle zurückgewinnen können. Es wird Ihnen helfen, sich wieder besser zu fühlen und am sozialen Leben teilzunehmen.

Als Pflegewissenschaftlerin setze ich mich mit dem Erleben der Betroffenen auseinander, untersuche in wissenschaftlichen Studien Möglichkeiten, gezielt und wirkungsvoll zu helfen, und engagiere mich für ein Gesundheitswesen, in dem die professionellen Helfer*innen in Medizin, Pflege und Therapie respekt- und wirkungsvoll tätig werden. Daher freue mich über das Buch, das so viele hilfreiche Strategien im Umgang mit der Inkontinenz aufzeigt, und möchte es sehr empfehlen.

Es macht Ihnen, liebe Leserin, lieber Leser, hoffentlich den Mut, Ihr Leben über die Inkontinenz zu stellen!

Prof. Dr. Daniela Hayder-Beichel
Pflegewissenschaftlerin, Dozentin im Gesundheitswesen
und Expertin auf dem Gebiet Harninkontinenz
August 2024

Einführung

Ein grauer Novembertag, früh morgens. Es klingelt an der Tür unserer Gemeinschaftspraxis in Berlin. Davor steht Frau G., etwa 45 Jahre alt, die Frau eines Anwalts. Sie wirkt etwas vornehm, konventionell. Im Sprechzimmer erkundigt sie sich, sehr verlegen, nach der Lage der Toilette. Über ihr Problem befragt, berichtet sie, zeitweise unter Tränen, sie verlasse seit fünf Jahren kaum noch ihr Haus, außer zu dringenden Arztbesuchen. Sie befürchte, sich in die Hose zu machen. Die Arbeit im Büro ihres Mannes habe sie aufgegeben. Er habe sie jetzt gedrängt, sich Hilfe zu suchen. Ursache für ihr Problem sei ein schrecklicher Vorfall während eines Urlaubs in den Bergen.

Frau G. berichtet: „Früher bin oft allein verreist, es hat mir große Freude gemacht. Damals war ich mit einer Gruppe von etwa 15 Leuten auf einer geführten Bergwanderung. Als wir auf dem Gipfelplateau ankamen, bekam ich plötzlich Bauchschmerzen und Durchfall. Der Bergführer bat die ganze Gruppe, sich umzudrehen, während ich am Boden saß und mich erleichtern musste, verbunden mit hässlichen Geräuschen. Ich habe mich zu Tode geschämt und bin nach diesem Vorfall sofort abgereist. Ab da habe ich mich kaum noch aus dem Haus getraut. Bei dem Gedanken, so etwas könnte wieder passieren, gerate ich in Panik. Aber so, wie ich jetzt lebe, ist das Leben nicht lebenswert."

Die Therapie mit Frau G. war nicht einfach, da sie sich mit zahlreichen Situationen konfrontieren musste, die sie auch früher vermieden hatte. Zum Beispiel traute sie sich auch früher nicht, fremde Menschen nach einer Toilette zu fragen. Schließlich konnte ihr die Therapie helfen. Sie arbeitet wieder, trifft Menschen, kann sich in einer weiten Umgebung bewegen, geht zum Einkaufen. Weite Reisen allein vermeidet sie nach wie vor.

Frau G. entwickelte aufgrund des Vorfalls auf der Bergwanderung eine sogenannte Inkontinenzphobie: die krankhafte Angst, sich in die Hose zu machen beziehungsweise in der Öffentlichkeit die Kontrolle über ihre Ausscheidungen zu verlieren. Die Ursachen bei den meisten Menschen, die sich wegen ihrer Inkontinenz ängstigen und schämen, sind meist andere: Blasenschwäche nach einer Entbindung, Reizdarmsyndrom, entzündliche Darmerkrankungen, Beckenboden- und Schließmuskelschwäche im Alter, Prostataerkrankungen – die Liste ließe sich fortsetzen

Etwa zehn Millionen Menschen in Deutschland sind von einer Inkontinenz betroffen, es wird aber eine viel größere Dunkelziffer vermutet (Patientenbeauftragter, 2023). Die meisten von ihnen leiden unter der Angst und der Scham, wenn ihnen ein Malheur passiert, oder sie befürchten es. Die meisten verschweigen und verstecken ihre Inkontinenz. Fast allen gemeinsam ist die große seelische Not, die sie genauso verbergen wie die körperliche Einschränkung. Auch für ihr soziales Umfeld und für die Gesellschaft ist das Thema tabu. Es ist eine doppelte Sprachlosigkeit und Tabuisierung, die die seelische Not verfestigt und bestärkt.

Was vergessen wird: Wir alle haben, von der Wiege bis zur Bahre, zeitweise keine Kontrolle über unsere Ausscheidungen. Die Bewertungen darüber sind jeweils unterschiedlich. Bei Babys und kleinen Kindern erscheint es als normal, wenn die Windeln voll sind. Bei Erwachsenen, die keine Kontrolle mehr haben, wird das anders bewertet. Es ist der gleiche Vorgang, aber ein anderes Erleben und eine andere Bewertung. Auch im Erwachsenenalter trifft eine gelegentliche Inkontinenz vermutlich alle Menschen, sei es wegen einer Infektion, einer Erkrankung, Volltrunkenheit oder weil keine Toilette zur Verfügung steht. Es ist ein Irrtum, zu glauben, dieses Problem träfe nur alte und kranke Menschen.

Dieses Buch soll all denen helfen, die sich ungewollt in die Hose machen oder es befürchten. Ich beschreibe zahlreiche sichere Möglichkeiten, Inkontinenz zu verhindern und nicht vermeidbare Notfälle zu bewältigen. Das Tabu und die Sprachlosigkeit bei allen Beteiligten muss ein Ende haben. Ich will dazu beitragen, den von Inkontinenz Betroffenen ihre Würde zurückzugeben. Es sollte keinen Unterschied zwischen einer Herz- oder einer Blasenschwäche geben, Mensch bleibt Mensch!

Wichtiges Ziel ist es, den zahlreichen Menschen, die unter einer Blasen- oder Darminkontinenz leiden, zu helfen und (befürchtete) Notfälle zu vermeiden. Wenn es dann doch passiert, gibt es effektive Möglichkeiten, damit umzugehen. Meine Hoffnung ist, möglichst vielen wieder zu Freiheit und Mobilität zu verhelfen. Dazu gibt es in diesem Buch zahlreiche Tipps beziehungsweise Vorschläge, die überwiegend einfach und praktisch umzusetzen sind.

Eine offene und tabulose Debatte ist nicht nur gesellschaftlich dringend notwendig. Ein wichtiges Anliegen ist es mir aufzuzeigen, wie ein offener Umgang mit dem Problem Inkontinenz zu einer Minderung der Ängste und damit auch der Beschwerden beitragen kann. Die Sprachlosigkeit, das Verschweigen ist doppelt und muss auf beiden Seiten geändert werden.

Verschweigen macht krank und fördert Inkontinenz. Gehen Sie häufig präventiv auf die Toilette und trinken zu wenig, so ist das eine Garantie für eine Verschlimmerung der Inkontinenz. Sozialer Rückzug führt zu Ängsten, Depressionen und kann damit die Inkontinenz verstärken. Stress und psychische Belastung sind häufig ursächlich für Blasen- oder Darmschwäche. Bei Erwachsenen wird das in der Regel nicht wahrgenommen.

Es gibt im medizinischen Bereich zahlreiche Möglichkeiten (OPs, kleine Eingriffe, Medikamente), um Blasen- oder Darminkontinenz zu beheben oder abzumildern. Diese Möglichkeiten sind den wenigsten bekannt. Sie sollten umfangreiche Verbreitung finden, z. B. in Arztpraxen. Auf diese Weise könnte vielen geholfen werden. Die Betroffenen müssten dann allerdings auch diese Beratungs- und Therapieangebote nutzen.

Im medizinisch-pflegerischen Bereich wird Inkontinenz, wie überall, tabuisiert, die Not und Verzweiflung der Betroffenen ist kein Thema. Mein Ziel ist die Wahrnehmung und Anerkennung der Inkontinenz als einer ernsten Erkrankung. Vergleichen könnte man das mit einer Schmerzerkrankung oder Diabetes: So selbstverständlich, wie Ärzte hier Fragen stellen und ihre Patienten an Fachzentren überweisen, sollte das auch bei einer Inkontinenz geschehen. Dazu bedarf es keiner aufwendigen Anamnese.

Die Beziehung zwischen Angehörigen und Pflegebedürftigen ist oft schwierig (nicht nur wegen einer Inkontinenz). Einseitige Schuldzuweisungen werden den Betroffenen nicht gerecht. In den Pflegeeinrichtungen gibt es sicher einfühlsame und fachkompetente Pflegekräfte. Doch daneben wurde in meinen Interviews übereinstimmend von Pflegekräften berichtet, die grob und ungeduldig mit inkontinenten Bewohnern umgingen. Sei es wegen Personalmangel, sei es aus Mangel an Empathie und Fachkompetenz. Auch hier herrschen weitgehend Sprachlosigkeit und das übliche Tabu. Ich will mit diesem Buch zu einem offenen und würdevollen Umgang zwischen Pflegekräften, Angehörigen und den Pflegebedürftigen beitragen.

Manche feministische Bücher über Darm- oder Harninkontinenz (Brett, 2021; Spiess, 2023) wenden sich ausschließlich an Frauen. Tenor: Nur Frauen scheinen darunter zu leiden und werden benachteiligt. Aus meiner langjährigen Praxis als Therapeut und zahlreichen Befragungen zu diesem Buch ergibt sich ein anderes Bild: Männer leiden unter Inkontinenz und Angst vor Bloßstellung genauso heftig wie Frauen. Die Abwertung und das Gegeneinander schaffen noch mehr seelische Not. Es ist sinnvoller, vorhandene Unterschiede aufzugreifen und zu beheben.

Mein Ziel ist es, zu einer Veränderung der gesellschaftlichen, politischen und medialen Tabuisierung des Themas zu beizutragen. Inkontinenz als behandlungstechnisches Thema wird zunehmend in den Medien dargestellt. Das ist eine positive Entwicklung. Dass Millionen Menschen – überwiegend Frauen – in ihren Exkrementen sitzen bleiben und große psychische Not leiden, darüber herrscht jedoch weiterhin umfassendes Schweigen und Ignoranz. Das ist verheerend und muss sich dringend ändern. Die öffentliche Diskussion sollte sich endlich auf ein Problem richten, das für viele Menschen große Not und Ausgrenzung zur Folge hat.

Außerdem finden Sie in diesem Buch einen Überblick über die verschiedenen Formen von Blasen- und Darmschwäche. Wer keine Kenntnis über die Art seiner Erkrankung hat, kann auch nicht gezielt dagegen vorgehen oder behandelt werden. Die Psyche, die Angst und anhaltender Stress spielen eine wichtige Rolle bei der Blasen- oder Darmschwäche und werden deshalb ausführlich dargestellt. Zudem beschreibe ich die geschichtliche und aktuelle Bewertung von Ausscheidungen und Schamgefühlen, die jeweils höchst unterschiedlich sein können.

Dieses Buch richtet sich ausdrücklich auch an die vielen Menschen, die ihre Scham und Angst nicht überwinden können. Nicht jedem ist es möglich, offen mit diesem Problem umzugehen. Die Gründe können in der individuellen Geschichte und Prägung der Betroffenen liegen. In erster Linie sind es jedoch die kulturell-gesellschaftlichen Normen und die Annahme, vermeintlich von der Gemeinschaft ausgeschlossen zu werden, wenn man sich in Gegenwart anderer Menschen in die Hose macht. Dann erscheint es verständlicherweise einfacher, sich selbst zu isolieren und zu versuchen, das Ganze zu verstecken. Man ist einsam, hat aber noch das Gefühl, Teil der Gemeinschaft zu sein. Es ist keine „falsche Scham", die die Betroffenen davon abhält, sich zu öffnen, sondern es sind begründete und nachvollziehbare Ängste.

Ein neues Therapiemodell: Bei der Arbeit zu diesem Buch bin ich auf einen weitgehend unbeachteten Ansatz zur Erklärung menschlichen Verhaltens gestoßen (Feldman Barrett, 2023b): Über MRT-Aufnahmen wurde nachgewiesen, dass unser Verhalten unbewusst gesteuert wird, Sekunden oder Sekundenbruchteile, bevor uns das bewusst wird – im Sinne einer Überlebens- und Anpassungsreaktion. Unter anderem daraus habe ich ein neues Verhaltensmodell und Therapiekonzept entwickelt. Dieses Modell bezieht die in diesem Buch beschriebenen Probleme ein, erklärt allgemein menschliches Verhalten und psychische Störungen wie Ängste und Zwänge.

Warnung: Dieses Buch ist kein Allheilmittel, es wird nicht allen helfen können. Es gibt viele, oft verborgene Gründe, warum jemand etwas nicht kann oder nicht will. Selbst wenn Sie hoffentlich viele Situationen bewältigen können, wird es immer mal wieder ein Malheur geben. Vielleicht schämen Sie sich dann und sind verzweifelt. Das darf sein und ist völlig normal.

Teil I
Tropfende Nase oder tropfende Blase: Bewertungen

Die Überschrift für diesen Teil ist angelehnt an ein Zitat bei Schön und Seltenreich (2017).

1 Inkontinenz: Lieber einsam als ausgestoßen

Der Anlass, dieses Buch zu schreiben, hatte zwei Gründe. Als Psychotherapeut wurde ich immer wieder mit dem Problem der Inkontinenz konfrontiert, überwiegend im Zusammenhang mit Panikattacken. Zudem kamen Menschen mit einer Colitis- oder Morbus-Crohn-Erkrankung, die wegen Depressionen und Ängsten behandelt werden mussten. Im Verlauf der Therapie ging es dann auch um den Umgang mit Inkontinenz und um die schmerzhaften Folgen ihrer Erkrankung.

Zweiter Grund: Ich leide seit vielen Jahren selbst unter einer Colitis und war oft der Situation ausgesetzt, mir beinahe oder tatsächlich in die Hose zu machen. Ich weiß also, wovon ich spreche, wenn die Freunde spazieren gehen, Ausflüge machen oder Veranstaltungen besuchen und ich zu Hause bleibe, weil der Darm rebelliert. Ich weiß, wie es sich anfühlt, wenn Freunde und Verwandte dich besorgt nach dem Herzinfarkt fragen und in zwanzig Jahren niemand fragt, wie es dir mit deiner Darmerkrankung geht. Um gerecht zu bleiben: Einerseits wünsche ich es mir und andererseits fürchte ich es. Ich würde möglicherweise bei dieser Frage vor anderen in Tränen ausbrechen, und das ist ja auch schon ähnlich peinlich wie Inkontinenz, egal ob jemand manchmal darüber verzweifelt ist oder ob er/sie sich „nur" schämt.

An den Anfang dieses Kapitels möchte ich die Berichte von zwei jungen Frauen stellen, die in ihren Büchern sehr eindrucksvoll ihr Leiden, ihre Depressionen und ihre Verzweiflung schildern. Karina Spiess, die unter einem Reizdarmsyndrom leidet, schreibt:

Die banalsten Dinge fühlten sich plötzlich gefährlich an: einkaufen, essen und feiern gehen, Busfahren, Spaziergänge, Arztbesuche – jede Situation, in der ich das Haus verlassen musste, war eine große Herausforderung. … Es ist wie eine riesige Welle, die über mir zusammen-

bricht. ... Ich zittere am ganzen Körper, mir ist schwindelig, ich weine ... und es fühlt sich so an, als würde ich sterben. ... Diese Panikattacken hängen bei mir mit der Angst zusammen, nicht rechtzeitig eine Toilette zu finden, und mit dem Schamgefühl, aufgrund der Darmbeschwerden. (Spiess, 2023, S. 57f.)

Luce Brett („Ich bin nicht ganz dicht") leidet unter einer Harninkontinenz:

Auf einer Weihnachtsfeier passiert es, dass ich plötzlich mitten in einem vollbesetzten Restaurant in einer riesigen Pfütze stehe, meine Beine voll mit warmem Pipi. Ich versuche die Situation zu retten, indem ich mein Weinglas mit so viel Wucht auf den Boden werfe, dass die Scherben und Splitter alle ablenken. Ich verspritze mein Getränk, so dass meine Beine nun voller Prosecco sind, der hoffentlich den Geruch überdeckt. Es ist immer noch besser, als tollpatschig oder stinkbesoffen angesehen zu werden, denn als inkontinent ... und helfe dabei, alles aufzuwischen, bevor ich mit meinen durchgeweichten Schuhen davonstöckele. (Brett, 2021, S. 168)

An anderer Stelle beschreibt sie, wie sie an einem Tag, an dem sie besonders verzweifelt war, mit dem Gedanken gespielt habe, vom Balkon zu springen (Brett, 2021).

In beiden Büchern werden zahlreiche Situationen beschrieben, die von Inkontinenz, öffentlicher Bloßstellung, Angst, tiefer Verzweiflung und fehlendem Lebensmut geprägt waren. Beide Autorinnen haben – nach langer Leidensgeschichte – ihre Geschichte öffentlich gemacht. Aber: „Wir mögen das anatomische Tabu gebrochen haben, doch niemand spricht über die seelischen Nöte!" (Brett, 2021).

Zum Problem der Inkontinenz führt die Autorin eine Studie an, nach der mehr als zwei Drittel (68,9 %) aller ernsthaft erkrankten Patienten Urin- oder Stuhlinkontinenz als genauso schlimm ansahen wie den Tod (Brett, 2021). Ich halte diese Zahl nicht für realistisch. Viele Menschen mit einer Blasenschwäche oder die Bewohner von Pflegeheimen haben sich, trotz Not und Einschränkung, mit ihrer Erkrankung einigermaßen arrangiert. Die Angst, die Scham und die Not bleiben. Meine Erfahrung während langer Therapietätigkeit: Es gab immer wieder Patienten, die Suizidgedanken aufgrund ihrer Blasen- und Darmschwäche äußerten.

Gleichzeitig wurden sie, wie viele andere auch, von andauernden Ängsten, schweren Depressionen und Panikzuständen gequält. Auch in der Fachliteratur wird immer wieder auf die folgenschweren psychischen Auswirkungen nach dem Verlust der Blasen- und Darmkontrolle verwiesen (Schön & Seltenreich, 2017).

Es sei an dieser Stelle noch einmal betont: Anders als feministische Autorinnen wie Luce Brett und Karina Spiess meinen, leiden Männer gleichermaßen unter Inkontinenz und psychischer Not. Laut Statistik sind aber mehr Frauen von diesem Leiden betroffen, besonders von der Blasenschwäche. Es gibt jedoch viele Männer – unter anderem mit Prostataproblemen, Darmerkrankungen, altersbedingter Schwäche oder mit einer Panikerkrankung –, die genauso leiden und sich zurückziehen, weil sie sich in die Hose machen oder es befürchten. Sicher gibt es zahlreiche Unterschiede in der Behandlung, im Umgang und in der Bewertung von Frauen und Männern, das sollte berücksichtigt werden.

Männer tun sich nach meiner Erfahrung sowieso schwer mit der Offenbarung seelischer Nöte. Nicht erkannte Depressionen sind folgenschwer, Suizide bei Männern zahlreicher als bei Frauen.

Allgemein offenbart kaum einer der Betroffenen das Problem mit der Inkontinenz, auch nicht Ärzten und Fachärzten gegenüber. In den Pflegeeinrichtungen, in denen das dann offenkundig wird und versorgt werden muss, herrscht beiderseitiges Schweigen über die psychische Not (Kummer, 2011).

Schuldgefühle sind neben der Scham und der Angst ebenfalls ein wichtiges Thema für Menschen mit einer Inkontinenzerkrankung. Besonders heftig betrifft das Menschen, die zu Hause oder in Pflegeeinrichtungen auf die Hilfe von Angehörigen oder Pflegekräften angewiesen sind. Sie können sich schuldig fühlen, weil sie anderen zur Last fallen oder weil sie meinen, sie hätten ihre Erkrankung oder ihr aktuelles Malheur verhindern können. Menschen, die ihr Leben lang selbstständig waren, fühlen sich nicht nur schuldig, sondern auch unglücklich und verzweifelt, weil sie auf andere angewiesen sind. Angehörige erleben die Inkontinenz oft als eine Provokation beziehungsweise absichtliches Verhalten, sind dann wütend, überfordert und fühlen sich im Nachhinein schuldig. Ein Teufelskreis, der ohne professionelle Hilfe kaum zu durchbrechen ist. Oder sie haben sich Zeit für sich selbst gegönnt, fühlen sich dabei schlecht und schuldig, weil sie glauben, den Partner oder die Angehörigen vernachlässigt zu haben.

Inkontinenz – Erkrankung oder unbedeutende Alterserscheinung?
Inkontinenz ist eine ernsthafte Erkrankung. Das Leiden, die Not, die Angst, anhaltende Depressionen sprechen für sich, auch wenn das im medizinischen und im pflegerischen Bereich so nicht gesehen und behandelt wird. Die Gründe dafür sind vielfältig: fehlende Fachkompetenz, mangelhafte Ausbildung, Tabuisierung, falsche Einschätzung als unbehandelbare Alterserscheinung, bequeme Delegation in den Pflegebereich. Ich habe zahlreiche betroffene Menschen gefragt, was sie wählen würden, wenn sie zwischen verschiedenen Erkrankungen wählen könnten. *Alle,* die durch ihre Inkontinenz stark beeinträchtigt waren und sehr darunter litten, würden eher eine Grippe, Knieschmerzen, eine OP, eine Migräneerkrankung oder eine schwere Bronchitis vorziehen. Diese Erkrankungen werden von den Ärzten ernst genommen und von den Kassen budgetiert. Es ist überfällig, dass sich dies in Bezug auf Inkontinenz grundlegend ändert! Es ist überfällig, dass das Thema Inkontinenz und das Leiden der Betroffenen im Medizinbetrieb dieselbe Beachtung finden wie andere Erkrankungen auch. Es würde sie ermutigen, offener mit ihrem Problem umzugehen. Gleichzeitig müssten entsprechende Angebote und die Gesprächsbereitschaft im Medizin- und Pflegebereich selbstverständlich werden.

2 Ausscheidungen und Scham: Mal so, mal so

In der geschichtlichen Entwicklung und in verschiedenen Gesellschaften und Kulturen gibt es sehr unterschiedliche Bewertungen von Gestank, Kot und Urin. Ebenso unterschiedlich bewertet und sanktioniert wurden und werden Situationen, wenn jemand bei der Verrichtung seines Geschäfts beobachtet werden kann. Damit verbunden sind in vielen Kulturen Schamgefühle, sich falsch zu verhalten, gegen ein Tabu zu verstoßen und den Verlust der Zugehörigkeit oder Schlimmeres befürchten zu müssen. Die Anlässe sind kulturbedingt, liegen aber auch in der jeweils individuellen Sozialisation in der Familie oder dem speziellen Umfeld begründet. Vom Wortstamm her bedeutet der Begriff „Scham“ Schande oder auch Zudecken, Verbergen.

Einer meiner Cousins musste nach dem Zweiten Weltkrieg vier Jahre in einem Kinderheim verbringen. Der Vater war in Gefangenschaft, die Mutter nicht in der Lage, die Kinder zu versorgen. Das Heim hatte einen großen Speisesaal mit ca. einhundert Plätzen für Jungen und Mädchen. Direkt an der Eingangstür zum Saal befand sich ein Gestell, auf dem die nachts vollgepinkelten Bettlaken aufgehängt wurden. Die Betroffenen mussten sich daneben aufstellen, und alle Kinder gingen dann an ihnen vorbei. Frühstück gab es an diesem Tag nicht. Mein Cousin berichtet, ihm sei das zwar nie passiert, aber unter anderem diese Erfahrung habe sein Leben geprägt. Er versuche schon immer, unauffällig zu sein, nicht gesehen zu werden, schätze den häuslichen Rückzug, keiner solle Einblick in sein Privatleben haben.

In zahlreichen Kulturen wurden Verstöße gegen bestimmte Tabus mit dem Ausschluss aus der Gemeinschaft geahndet, was dann vermutlich mit geringen Überlebenschancen verbunden war. In einigen Stämmen war die Sichtbarkeit von Fäkalien und/oder des entblößten Unterleibs so schambesetzt, dass die Betroffenen mitunter Selbstmord begingen. Auch Furzen war bei einigen Naturvölkern tabuisiert. Etwa bei den Trobriandern in der Südsee galt man dauerhaft als entehrt. Es kam scheinbar nie vor, dass gefurzt wurde (es würde den Autor sehr interessieren, wie sich das machen lässt!). Von einem Stamm in Mexiko wird berichtet, dass die Betreffenden, denen es passiert, bespuckt werden. In manchen Stämmen gab es zum Glück die allgemein akzeptierte Möglichkeit, ein anwesendes Kind oder einen Hund zu beschuldigen. Das Problem heutzutage: Nicht jeder hat einen Hund oder Kinder (alle Angaben unter Duerr, 1988).

In dem Schloss von Ludwig XIV. (1638–1715) und den zugehörigen Räumlichkeiten für den Hofstaat und die Bediensteten wohnten viele Tausend Menschen. Es gab keine Toilette und nur einige Hundert Nachttöpfe. Fast alle Bewohner verrichteten ihre Geschäfte im Park und auch in den Schlossräumen und Wohnkammern. Der Kot wurde einmal pro Woche entfernt. Die Betten waren voll mit Bettwanzen und Flöhen. Läuse, Mäuse und Ratten gab es ebenfalls reichlich. Der König selbst machte seine Verrichtungen in aller Öffentlichkeit auf einem „Kackstuhl" und wurde bei seinen Geschäften von zahlreichen Zuschauern und Zuhörern ermuntert (Socha & Utnik-Strugala, 2022). Hier wird auch der heilige Hieronymus (347–420) zitiert: „Wer durch die Taufe gereinigt wurde, braucht sich kein zweites Mal zu waschen" (Socha & Utnik-Strugala, 2022).

Diese Beispiele zeigen, dass Normen und Tabus nicht absolut, sondern einem ständigen Wandel unterzogen sind. Ein Anliegen dieses Buches ist es, dazu beizutragen, mit dem Tabu Inkontinenz in der Gesellschaft und als Einzelner offen umzugehen. Das heißt nicht, überall hinzukoten oder zu pinkeln. Wenn ich mir vorstelle, ich hätte die Wahl zwischen den Schlossgemächern von König Ludwig XIV. und dem Tabu unserer Zeit, würde ich doch ein Leben ohne ständigen Gestank, ohne Bettwanzen und Flöhe vorziehen. Und dass ich nicht ausgestoßen werde oder Selbstmord begehen muss, wie es bei einigen Naturvölkern üblich war, finde ich auch in Ordnung. Die Hoffnung, eine tropfende Blase würde eines Tages genauso behandelt wie eine tropfende Nase, ist allerdings unrealistisch.

Auch heutzutage sind die Bewertungen bestimmter Handlungen unterschiedlich und widersprüchlich. Die meisten finden es widerlich, wenn jemand öffentlich pinkelt. Führen sie dagegen ihren Hund spazieren, der alle drei Meter sein Beinchen hebt, ist das völlig okay. Jetzt kommt sicher der entrüstete Einwand, das sei ja was völlig anderes, der Hund könne ja nicht anders, das sei natürlich. Doch Menschen mit einer übervollen, schwachen Blase oder einem kranken Darm können auch nicht anders. Ich plädiere nun nicht dafür, sich in der Öffentlichkeit überall erleichtern zu können. Ich weise nur auf die unterschiedliche Bewertung unkontrollierbarer Ausscheidungen hin. Beim Hund ist das normal und nicht anstößig, bei einem Menschen, der möglicherweise in großer Not ist und sein Geschäft auch nicht kontrollieren kann, vermutlich „total ekelig".

Kleine Episode zum Thema Pupsen: Vor einigen Jahren lebte bei uns Polka, ein größerer, etwas ungehobelter Jagdhund. An einem Sonntagnachmittag hatten wir eine Kaffeeeinladung mit etwa zehn Gästen. Plötzlich kommt aus der Ecke ein sehr lauter Furz von unserem lieben Hund. Reaktion: anhaltendes Gelächter aller Anwesenden und eine heitere Diskussion über die Furzerei verschiedener Haustiere. Stellen Sie sich vor, einer der Gäste hätte versehentlich laut gepupst. Das Gespräch wäre vermutlich kurz erstorben, der/die Betroffene hätte sich furchtbar geschämt, und es hätte sicher keine Diskussion über die Pupserei von Menschen gegeben.

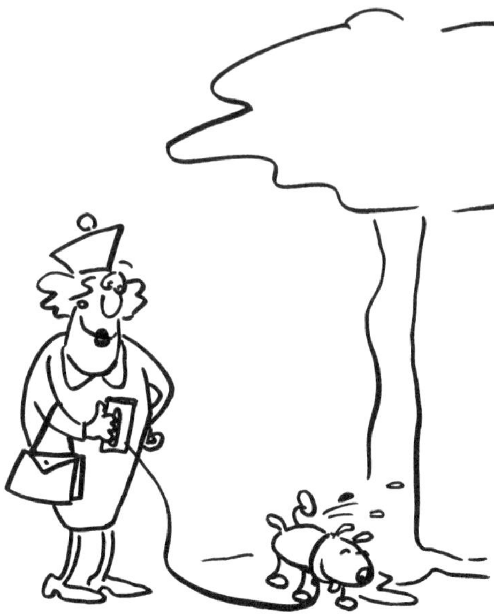

© Petra Kaster, Mannheim

Wie gesagt, es geht nicht um Ausscheidungen und Gestank an sich, sondern um die unterschiedliche Bewertung eines unkontrollierbaren Vorgangs. Viele denken vermutlich, das Urinieren in der Öffentlichkeit an sich wäre ekelig. Es ist aber nicht das Urinieren, sondern es ist die Bewertung, ob du ein Mensch mit einer unkontrollierbaren Inkontinenzerkrankung oder ein kleiner süßer Dackel bist.

Und hier noch eine gänzlich andere Variante. Vor ca. einem Jahr habe ich beim Rumzappen im Fernsehen eine kleine Episode über einen Fußballtrainer gesehen. Sein Verein hatte die Meisterschaft gewonnen, und er hatte sich gegen Ende des Spiels in die Hose gemacht. Nun blieb er die ganze Zeit bis zur Pokalübergabe mit voller, verschmierter Hose auf dem Spielfeld und schien damit kein Problem zu haben. Zweites ermutigendes Beispiel: In einem Beitrag im MDR (Hauptsache gesund, 2022) wird ein Bäckermeister gezeigt, der sehr offen, freimütig und selbstverständlich über sein Problem mit Harninkontinenz berichtet. Zum Beispiel erzählt er, wie oft er Einlagen wechseln musste, welche Einschränkungen das zur Folge hatte, wann er sich wo einnässte. Den meisten ist dieser offene Umgang vermutlich nicht möglich. Zu wünschen wäre es; vieles wäre für einige Menschen leichter.

Wünschenswert wäre, wenn das Thema Inkontinenz und das Leiden der Betroffenen in den Medien, in der Politik und im Medizinbetrieb dieselbe Beachtung finden würden wie andere schwerwiegende Erkrankungen. Auch das könnte dazu beitragen, dass sich die Betroffenen trauen, ohne Scham damit umzugehen. Vermutlich würden dann auch vorhandene Beratungs- und Behandlungsangebote besser angenommen.

3 Statistik: Millionen, aber keinen Gewinn

Vor einigen Tagen las ich in der Zeitung einen Artikel über die Vorsorge auf Ferienreisen bei chronischen Erkrankungen (Warth, 2023). Es wurden allerlei Erkrankungen genannt. Eine fehlte aber: die Inkontinenz. Dabei kann Inkontinenz zu Recht als eine Volkserkrankung bezeichnet werden, vermutlich eine der häufigsten Erkrankungen unserer Gesellschaft. In vielen hausärztlichen und internistischen Praxen werden Flyer über Diabetesprogramme und die Prophylaxe von Herzerkrankungen ausgelegt. Informationen zur Diagnose und Behandlung von Inkontinenz (z. B. Beratungszentren für Kontinenz) habe ich aber noch nicht einmal bei Fachärzten wie Gastroenterologen, Proktologen und Urologen gefunden. Einzig Frauenärztinnen scheinen ihre Patientinnen auf Harninkontinenz anzusprechen (Befragung) und verweisen an spezielle Kurse für Beckenbodengymnastik.

Wie viele Menschen sind nun von einer Harn- oder Stuhlinkontinenz betroffen? Kurze Antwort: Eigentlich fast jeder Mensch in seinem Leben – zumindest gelegentlich. Jeder und jede hat mal „Dünnschiss", macht sich mal in irgendeiner Form in die Hose (nicht nur in betrunkenem Zustand). Wegen einer OP im Krankenhaus ist man schambesetzten Situationen ausgesetzt, muss auf einer Bettpfanne sein Geschäft verrichten, die Genitalien und der Hintern werden entblößt und gewaschen. Der Umgang mit der Urinflasche ist ungewohnt und geht manchmal daneben. Die meisten können später darüber lachen oder vergessen das Ganze.

Daneben gibt es aber Millionen von Menschen, die dauerhaft von einer Blasenschwäche und/oder einer Stuhlinkontinenz betroffen sind. Ein Teil von ihnen hat aufgrund einer schwerwiegenden Erkrankung oder eines Unfalls überhaupt keine Kontrolle über die Ausscheidungen. Das sind unter anderem Menschen mit einer Querschnittslähmung,

Schlaganfällen und Demenz. Sie müssen unter Umständen dauerhaft medizinisch versorgt werden, z. B. über Katheter.

Im Folgenden nenne ich einige Zahlen, die das Ausmaß des Problems verdeutlichen. Diese Zahlen beruhen auf wissenschaftlichen Untersuchungen. Bei einigen Quellenangaben (Fachbücher, Internet, Fachverbände) wird betont, dass es sich nur um Schätzwerte handele, die Dunkelziffer sei vermutlich viel höher, da die Betroffenen ihren Zustand aus Scham verschwiegen.

Blasenschwäche/Harninkontinenz: Fast alle Untersuchungen nennen Zahlen zwischen sechs und zehn Millionen, die Dunkelziffer ist vermutlich höher. Laut Woman's Health Coalition klagen ca. acht Millionen Frauen in Deutschland über Probleme mit Inkontinenz, Männer sind hier nicht mitgerechnet (genannt in Schickinger, 2014). Circa 10–20 % der jüngeren Frauen leiden unter einer Blasenschwäche. Bei Menschen über sechzig Jahren sind es dann 40–50 % (Schickinger, 2014). Die hohe Zahl der Älteren ergibt sich unter anderem aus einem Östrogenverlust bei Frauen und dem fortschreitenden Muskelabbau, der natürlich auch die Blasenmuskulatur betrifft. Ab einem höheren Alter gleichen sich dann die Zahlen der betroffenen Frauen und Männer an (Schickinger, 2014). In Alters- und Pflegeheimen befinden sich vermutlich überwiegend Menschen, die aufgrund einer Demenz, eines Schlaganfalls usw. gar keine Kontrolle mehr über ihre Blasen- und Darmfunktion haben. Das wurde auch in meinen zahlreichen Interviews mit Pflegekräften bestätigt. Eine ambulante Pflege ist dann für die Angehörigen oft nicht mehr leistbar.

Darminkontinenz: Die Zahl der Menschen, die unter einer Stuhlinkontinenz leiden, beträgt unter anderem nach Angaben der Deutschen Kontinenz Gesellschaft mindestens vier Millionen. Wikipedia schreibt, dass bei anonymen Befragungen ca. 12 % der Personen angaben, unter Stuhlinkontinenz zu leiden; das wären etwa sechs Millionen erwachsene Menschen (Wikipedia, n. d.). Wenn man davon ausgeht, dass fast die Hälfte der älteren Menschen ab siebzig Jahren doppelt inkontinent ist (Harn- und Stuhlinkontinenz), trifft diese Zahl vermutlich zu. Zu den Betroffenen gehören auch jüngere Menschen mit entzündlichen Darmerkrankungen, Reizdarmsyndrom, Panikattacken, Zustand nach einer Darm-OP oder mit einer Inkontinenzphobie. Die Barmer Ersatzkasse schätzt in einem Internetbeitrag die Zahl der Reizdarmpatienten auf ca. elf Millionen Betroffene (BEK-Arzt-Report, 2022).

Männer und Frauen: Nach meinen Erfahrungen als Therapeut und zahlreichen Befragungen von Pflegekräften, Betroffenen und Angehörigen ergeben sich bezüglich des Leidens und der Scham vor Inkontinenz keine Unterschiede zwischen den Geschlechtern. Frauen zeigen mehr Schamgefühle in Gegenwart von Männern, Männer schämen sich besonders vor Frauen. Das Verstecken, Verschweigen und der soziale Rückzug treten bei beiden Geschlechtern gleichermaßen auf.

Insgesamt gibt es Millionen junge und alte Menschen, die unter einer Blasen- oder Darmschwäche leiden, die zu einem großen Teil mobil sind, sich aber aus Angst und Scham vor Notfällen sozial völlig zurückziehen oder einschränken. Diese Inkontinenzangst – und in ihrer übermäßigen, krankhaften Form: die Inkontinenzphobie – ist vermutlich eine der häufigsten Ängste in der Bevölkerung. Im Internet kursieren allerlei Listen mit den seltsamsten Phobien. Der Begriff „Inkontinenzphobie" kann nicht gefunden werden. Die vermutlich überwiegende Zahl von Betroffenen ängstigt sich ständig, reagiert aber nicht unbedingt phobisch. Sie schämen sich, versuchen, ihr Leiden zu verstecken, gehen bestimmten Situationen aus dem Weg, arrangieren sich aber mit ihrer Erkrankung. Häufig betrifft dieses Arrangieren die Bewohner von Pflegeheimen, ihnen bleibt keine andere Wahl.

An all diese von einer Blasen- und Darmschwäche und Inkontinenz betroffenen Menschen richtet sich dieses Buch. Ein offener Umgang mit diesem Tabu und viele praktische Vorschläge für Menschen, die noch mobil sind, können vorsorglich helfen – und auch, wenn's passiert.

Teil II
Alles über Blasen- und Darmschwäche

4 Blasenschwäche: Formen und Ursachen

Ständiger Harndrang und Einnässen können sich sehr verschieden äußern, auch die Ursachen können sehr unterschiedlich sein. Manchmal ist es eine vorübergehende Blasenentzündung. Sehr viele Menschen, überwiegend Frauen, leiden jedoch dauerhaft unter einer Reizblase beziehungsweise unkontrolliertem Einnässen. Wichtig ist eine genaue Diagnose z. B. durch die Frauenärztin oder einen Urologen. Eventuell ist ein Beobachtungsprotokoll erforderlich. Nur so kann eine entsprechende Behandlung stattfinden. Die betroffenen Menschen haben meist einen hohen Leidensdruck, meiden soziale Kontakte und/oder die Entfernung von zu Hause aus Angst und Scham.

Folgende Arten der Inkontinenz werden unterschieden:

Belastungsinkontinenz: Der Schließmuskel funktioniert nicht mehr richtig. Nach Schwangerschaften oder aufgrund altersbedingten Muskelabbaus ist die Beckenbodenmuskulatur geschwächt. Bei Sport, körperlichen Belastungen, Husten, Lachen, Niesen geht ungewollt Urin ab. Eine Prostataoperation kann bei Männern ebenfalls zu einer Belastungsinkontinenz führen, die bis zu einem Jahr dauern kann.

Dranginkontinenz: Bei der Dranginkontinenz tritt plötzlich ein starker, manchmal schmerzhafter Harndrang auf, oft verbunden mit Urinverlust. Der Blasenmuskel zieht sich bereits bei geringer Füllmenge unwillkürlich zusammen, sodass es zum plötzlichen, nicht kontrollierbaren Harnabgang kommt. Die Betroffenen müssen häufig auf die Toilette, auch nachts. Die abgegebene Urinmenge ist jeweils gering. Mit fortschreitendem Alter nimmt das Problem zu. Kombiniert kann das mit einer überaktiven Blase sein, der *Reizblase*. Eine überaktive Blase kann auch ohne begleitende Harninkontinenz auftreten. Dabei wird die Blase häufig und in kleinen Mengen entleert. Meist sind Frauen davon betroffen, aber auch Männer können darunter leiden. Mit zunehmendem Alter verstärkt sich das Problem. Die Dranginkontinenz bei Männern wird häufig durch eine vergrößerte Prostata verursacht. Die Prostata verengt die Harnröhre, die Entleerung dauert eventuell länger, und es kann sich Restharn bilden.

Überlaufinkontinenz ist gekennzeichnet durch ein ständiges Harntröpfeln oder wiederholte kleine Harnverluste. Die Betroffenen sind ständig nass. Das betrifft häufig Männer mit einer vergrößerten Prostata oder nach einer Prostataoperation. Aber auch andere Erkrankungen können Ursache für diesen Kontrollverlust sein: Schlaganfälle, Multiple Sklerose (MS), Parkinson, Diabetes.

Altersbedingte Inkontinenz ist sehr verbreitet. Im Alter schrumpfen die Muskeln im Bereich der Blase (wie alle anderen Muskeln auch) und verlieren an Kraft. Dann kommt es zunächst zu einer schwachen Blase und einer der oben genannten Formen der Inkontinenz, später häufig zu einem völligen Kontrollverlust.

Neurogene Inkontinenz: Wenn bestimmte Krankheiten vorliegen oder Schäden an den Nerven, die die Darm- und Blasenfunktion steuern, ist oft keine Kontrolle mehr möglich. Man spricht von einer neurogenen Inkontinenz. Das betrifft Erkrankungen aufgrund einer Nervenschädigung, unter anderem Schlaganfälle, Querschnittslähmungen z. B. nach Unfällen, Demenz, Parkinson und MS. In der Regel ist die Grunderkrankung bekannt und wird behandelt. Auch hier gibt es zahlreiche Hilfsmittel und medizinische Möglichkeiten, um die Inkontinenz zu bewältigen oder abzumildern.

Phobien (krankhafte Angststörungen) können ebenfalls eine Inkontinenz verursachen. Etwa bei einer Panikstörung ist die Angst bei weiteren Entfernungen von zu Hause oder einer Fahrt auf der Autobahn so groß, dass es dann tatsächlich in die Hose geht. Danach werden solche Situationen in der Regel gemieden, und zu der Panikstörung gesellt sich nun noch eine *Inkontinenzphobie*. Allerdings kann sich diese Phobie auch auf einige der hier genannten Formen von Stuhl- und Harninkontinenz erstrecken und verstärkt damit die entsprechenden Symptome.

Kindliches Einnässen (Enuresis) bezeichnet das Einnässen in der Nacht oder tagsüber (oft beides zusammen), etwa ab dem fünften bis siebten Lebensjahr. Die Störung kann meist effektiv mit einer sogenannten Klingelhose oder einer Klingelmatratze behandelt werden. Sobald die ersten Tropfen abgehen, ertönt ein Klingelton, das Kind wacht auf und muss den Klingelapparat wieder abstellen. Dabei lernt es, rechtzeitig zu erwachen und auf das Klo zu gehen. Aber: Bei allen Kindern und Jugendlichen, die ich bislang behandelt habe, lagen auch familiäre Konflikte zugrunde, die gelöst und verändert werden mussten, sonst hätte das mit der Klingel nicht funktioniert. Auch ohne eine krankhafte Enuresis oder Enkopresis (krankhaftes Einkoten) haben mir Eltern immer wieder berichtet, dass Kinder etwa nach einer Trennung plötzlich wieder in kleinkindliche Gewohnheiten zurückfielen und z. B. wieder Windeln tragen mussten. Es ist höchst erstaunlich, dass Stresssituationen und psychische Belastungen in der Ursachenforschung und Behandlung von Erwachsenen so wenig bedacht werden. Ich halte es für falsch, das Problem der Inkontinenz bei Erwachsenen ausschließlich auf Beckenbodenschwäche, Prostataerkrankungen oder organisch bedingte Darmerkrankungen zurückzuführen.

5 Darmschwäche: Formen und Ursachen

Bei einer Stuhlinkontinenz verlieren die Betroffenen unkontrolliert Luft, Stuhl oder Schleim. Beim Pupsen geht häufig unwillkürlich etwas in die Hose. Der Drang ist manchmal so stark, dass der Stuhlgang „explosionsartig" abgeht. Das ist etwa bei Menschen mit einer CED (chronisch entzündlichen Darmerkrankung) der Fall, die unter zahlreichen und starken Durchfällen leiden. Betroffene mit einem Reizdarmsyndrom haben manchmal ähnliche Probleme.

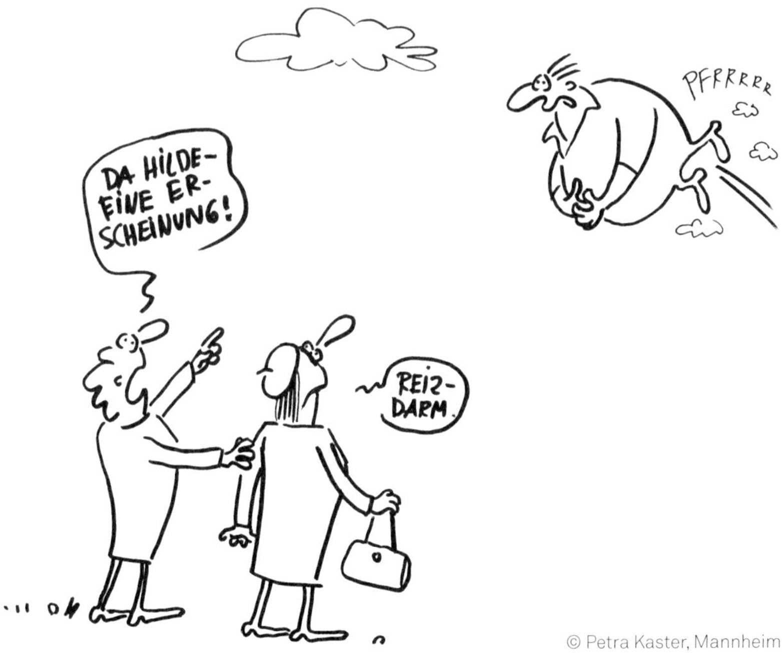

Mit zunehmendem Alter leiden zudem viele Ältere unter einem Verlust ihrer Muskelfunktionen (ähnlich wie bei der Blasenschwäche) und können dann den Schließmuskel nicht mehr kontrollieren. Bei der Darmschwäche unterscheidet man drei verschiedene Schweregrade:

1. Grad: Stuhlschmieren und unkontrollierter Abgang von kleineren Mengen Stuhl oder Flüssigkeit, unter anderem beim Pupsen. Die Unterhosen sind immer wieder leicht verschmutzt.
2. Grad: Dünner oder breiiger Stuhl und Darmgase können nicht oder nur sehr kurz gehalten werden. Die Toilette kann oft nicht rechtzeitig erreicht werden.
3. Grad: Völliger Kontrollverlust, auch fester Stuhl kann nicht mehr gehalten werden.

Die Beckenbodenmuskulatur von Frauen ist geschwächt durch mehrere Öffnungen. Deshalb sind Frauen häufiger von einer Stuhlinkontinenz betroffen als Männer.

Einige Gründe für die sogenannte sekundäre Inkontinenz sind unter anderem: chronisch entzündliche Darmerkrankungen, Reizdarmsyndrom, psychische Faktoren, ein geschwächter Beckenboden beziehungsweise Muskelabbau im Alter, Schäden am Schließmuskel z.B. nach Operationen. In manchen Fällen tritt unkontrolliert leichtes Stuhlschmieren auf, oder es tritt braune Flüssigkeit aus. Das kann die Folge einer Teilresektion des Dickdarmes im unteren Bereich sein. Eine andere Ursache sind ausgeleierte Krampfadern. Diese haben neben dem Schließmuskel die Funktion, den Darmausgang abzudichten. Durch zu starkes Pressen und andere Schädigungen verlieren sie ihre Funktion, und es können flüssige Stuhlreste austreten.

Bei einer sekundären Inkontinenz sollten die Betroffenen unbedingt ihr Versteck verlassen und Beratungs- und Hilfsangebote in Anspruch nehmen. Wie erwähnt gibt es viele medizinische Möglichkeiten für Menschen mit einer Blasen- oder Darmschwäche, die helfen können, wieder mobil zu sein und Freude am Leben zu haben.

6 Umsonst geschämt: Ungenutzte Möglichkeiten

Bei den Recherchen für dieses Buch war ich überrascht, welche Möglichkeiten einer effektiven Behandlung sich bieten, die nicht bekannt sind und nicht genutzt werden: medizinisch, operativ, medikamentös, geeignete Hilfsmittel, Beckenbodentraining, Biofeedback und noch einiges mehr. Viele Menschen, die von einer Blasen- oder Darminkontinenz betroffen sind, müssten weder leiden, noch sich zurückziehen. Sie könnten Beschwerdefreiheit oder große Erleichterung erreichen, sowohl bei Blasen- als auch bei Darminkontinenz.

Ein möglicher Grund, warum Beratungsangebote ignoriert werden: Aus Scham, aus Bequemlichkeit und Unkenntnis werden ungenügende Produkte aus der Drogerie benutzt, man versucht, sich irgendwie damit zu arrangieren. Dabei wird der zunehmende Rückzug in den häuslichen Bereich nicht realisiert und auch nicht die Angst, sich unter Menschen zu wagen. Nur wenn ich die Ursachen, die genaue Diagnose meines Problems kenne (z.B. durch Beratung in einem Kontinenzzentrum), kann ich gezielt handeln oder behandelt werden. Eigene, langjährige Praxiserfahrungen haben ergeben, dass die meisten Menschen mit Flugangst nicht einen möglichen Absturz befürchten. Sie fürchten, im Flugzeug einen Panikanfall zu erleiden, ohnmächtig zu werden, nicht schnell genug medizinische Hilfe zu erhalten, sich vielleicht vor Angst in die Hose zu machen und öffentlich einer beschämenden Situation ausgesetzt zu sein. Menschen mit einer Panikstörung fürchten einen Panikanfall und die vermeintlich lebensbedrohliche beziehungsweise peinliche Situation (Müller, 2021). Würde es diesen Menschen nutzen, ein Flugangstseminar zu besuchen, in dem sie vorrangig Kenntnisse über die technischen Abläufe und die Sicherheit beim Fliegen vermittelt bekommen? Nein und null. Würden Sie, wenn Sie starke Schmerzen an den Füßen haben und nicht mehr laufen können, in Eigenbehandlung zur Drogerie gehen und sich mit Salbeibonbons behelfen? Sicher nicht. Etwas Ähnliches tun Sie aber, wenn Sie die Ursache und die Behandlungsmöglichkeiten Ihrer Inkontinenz nicht kennen und sich ausschließlich mit mangelhaften Vorlagen behelfen. Und jede Wette: Wenn es Ihr Hund oder Ihre Katze wäre, hätten Sie schon längst den Tierarzt aufgesucht. Keine Ahnung, warum das bei den Menschen anders ist. Manche Menschen können sich stundenlang über die Unpässlichkeiten und Verdauungsstörungen ihrer Tiere unterhalten, der Autor eingeschlossen. Käme das Gespräch auf anwesende Menschen (tut es aber nicht!), würde es schnell verstummen. Inkontinenz ist schambesetzt und tabu, mit verheerenden Folgen für die Betroffenen. Trotzdem: Menschen sind manchmal etwas seltsam, meistens aber liebenswert.

Hier noch ein ermutigendes Beispiel für den offensiven Umgang mit dem Problem:

Sebastian, ein Freund von mir, muss aufgrund einer chronischen Krankheit häufig und drangartig pinkeln, hat sich deswegen schon häufiger eingenässt. Er und seine Freundin sind früher gerne und oft verreist, hatten das aber aufgegeben, weil die Autofahrten zur Qual wurden. Ich habe ihm erzählt, dass es medizinische Einlagen gibt, die bis zu 750 ml Flüssigkeit aufnehmen können und sich dabei verfestigen, das heißt, es läuft nichts mehr aus. Einen Monat später kommen beide auf der Durchreise zu uns zu Besuch. Sebastian berichtet lachend von einem Experiment. Er habe sich mit Unterhose und der besagten Einlage in die Badewanne gestellt und losgepinkelt. Nichts sei rausgelaufen. Seine Freundin habe sich köstlich amüsiert. Jetzt werden sie wieder reisen und auch die Kinder und Enkel besuchen.

Abschließend sei noch das Thema *Schuld* erwähnt, denn auch dieser Aspekt spielt bei vielen Betroffenen eine große Rolle, oft in Kombination mit der Scham. Ein Verstoß gegen die Normen ist ja gleichzeitig mit einem vermeintlichen Unvermögen verbunden. Dieses Gefühl kann durch individuelle Prägungen verstärkt werden oder sogar dominieren. Das heißt, ich fühle mich sowieso generell schuldig, etwa weil ich das Erleben hatte, einem Elternteil nicht geholfen zu haben oder als Missbrauchsopfer an der Tat mitschuldig zu sein. Dieses Gefühl, mich für alle möglichen Situationen verantwortlich und schuldig zu fühlen, kann sich dann zukünftig auf alle Lebensbereiche erstrecken, auch auf Krankheiten und Inkontinenz. Schuld kann ich auch deswegen empfinden, weil ich meine, anderen zur Last zu fallen und sie zu sehr in ihrer Bewegungsfreiheit einzuschränken. Die üblichen allgemeinen Phrasen wie „Du brauchst dich dafür nicht schuldig zu fühlen, du brauchst dich dafür nicht zu schämen" nutzen den Betroffenen nichts. Sie erzeugen vielleicht nur das Gefühl, auch dieses Nicht-Schuldig-Sein nicht hinzukriegen. Nutzen würde es, wenn die Betroffenen etwa mithilfe einer Therapie erkennen könnten, auf welche Weise sie geprägt sind und wie sie sich dann davon befreien könnten. Auch die Konfrontation mit einer offenen Kommunikation kann helfen: Sie zwingt dazu, neue Erfahrungen zu machen und dabei festzustellen, dass das Verständnis und die Hilfsbereitschaft von Menschen viel besser ist als gedacht.

Werfen wir nun einen Blick auf die Beratungs- und Behandlungsangebote:

Beratungsstellen: In Deutschland, Österreich und in der Schweiz gibt es zahlreiche Beratungsstellen beziehungsweise sogenannte Beckenboden- und Kontinenzzentren, die eine genaue Diagnose erstellen und mögliche Therapieoptionen vorschlagen. Unter kontinenz-gesellschaft.de finden Sie die Adressen. Weitere Listen mit Adressen beziehungsweise Fundorte von Adressen befinden sich im Anhang.

Medizinische und operative Behandlungsmöglichkeiten: Es gibt zahlreiche Verfahren, die Probleme der Betroffenen zu beheben oder ihre Lebensqualität erheblich zu verbessern. Das können Operationen oder medizinische Hilfsmittel sein. Lassen Sie sich von Ihrer Frauenärztin, Ihrem Urologen, Proktologen oder einem Kontinenzzentrum beraten. Im Literaturverzeichnis finden sich einige Bücher, in denen qualifiziert und ausführlich die vielen Möglichkeiten und Verfahren beschrieben werden.

Medikamente: Sowohl bei einer Blasen- als auch bei einer Darmschwäche gibt es Medikamente, die langfristig oder in der aktuellen Situation helfen. Bei Stuhlinkontinenz werden sogenannte Motilitätshemmer eingesetzt, die gegebenenfalls auch längerfristig eingenommen werden. Bei Blasenschwäche werden in der Regel Anticholinergika verordnet, die zu einer Entspannung der Blasenmuskulatur führen und damit zu einem verringerten Harndrang. Dazu ist in jedem Fall eine ärztliche Diagnose und Absprache erforderlich. Auf eigene Faust sollten Sie solche Medikamente nicht einnehmen.

Hilfsmittel sind unter anderem Vorlagen, Einlagen, Schutzhosen und Pants, spezielle Tampons, Urinalkondome, Urinalbeutel usw., die überwiegend nur in Sanitätshäusern und/oder über spezielle Versandfirmen erhältlich sind. Im Anhang sind Literaturangaben, dort können Sie sich einen Überblick verschaffen. In allen Sanitätshäusern werden Sie eingehend beraten und können z.B. Einlagen oder Windelhosen zur Probe mitnehmen.

Beckenbodentraining kann besonders bei einer Blasenschwäche sehr hilfreich sein. Fast 50 % der Mütter leiden nach der Geburt unter unkontrolliertem Harnverlust. Bei etwa 20 % bleibt die Inkontinenz bestehen (Böhmler-Hahn, 2021). Hier könnte frühzeitig ein gezieltes Training helfen. In den meisten Städten gibt es Angebote. Ihre Frauenärztin oder Ihr Urologe kann Sie beraten, entsprechende Möglichkeiten erfahren Sie auch über die örtlichen Krankenkassen. Anleitungen für Übungen und Kurse gibt es auch im Internet und über spezielle Apps, Stichpunkt „Beckenbodentraining bei Blasenschwäche“. Physiotherapeutinnen mit einer speziellen Weiterbildung finden Sie unter AG AGGUP, Arbeitsgemeinschaft Gynäkologie, Geburtshilfe, Urologie, Proktologie.

Die Ursachen bei Männern mit einer Blaseninkontinenz liegen woanders (z.B. Zustand nach einer Prostata-OP, Erkrankungen wie Multiple Sklerose oder Parkinson) und sollten/müssen über einen Facharzt abgeklärt werden. Übrigens kann auch bei einer Stuhlinkontinenz ein Beckenbodentraining hilfreich sein. Nicht nur Frauen, sondern auch Männer können von diesem Training profitieren. Eine Variante davon ist ein Biofeedbacktraining mit speziellen Apparaten. Informationen erhalten Sie bei den speziellen Beratungsstellen.

Verhaltens- und Toilettentraining eignet sich sowohl bei einer Blasenschwäche als auch bei bestimmten Formen einer Stuhlinkontinenz. Betroffene entwickeln im Umgang mit ihrem Problem oft Gewohnheiten, die zu einer Verschlimmerung ihrer Beschwerden führen. Zum Beispiel wird zu wenig getrunken, die Abstände der Toilettengänge werden verkürzt. Über ein Beobachtungsprotokoll können später dann Verhaltensänderungen geplant werden, z. B. Harnhaltetraining, Entspannungsübungen.

Verhaltenstherapie: Die Psyche beziehungsweise Stressfaktoren spielen beim Reizdarm, der Reizblase und der Inkontinenz meines Erachtens oft eine große Rolle. Einige meiner Patienten und Patientinnen mit Panikattacken haben mir berichtet, dass Sie sich bei Panikattacken im Auto eingenässt oder eingekotet hatten. Andere Probleme wie z. B. starker Harndrang und häufige Toilettengänge können sich unter Stress und Angst verstärken. Manch ein sogenanntes Reizdarmdarmsyndrom würde sich, bei näherer Betrachtung, als die Angst vor einer bedrohlichen Situation und/oder die Angst vor Inkontinenz entpuppen. Eine Psychotherapie, speziell Verhaltenstherapie, kann hier helfen.

Selbsthilfegruppen gibt es in vielen Städten. Leider werden sie viel zu wenig genutzt. Sie bieten die Möglichkeit, Tipps und Unterstützung zu erhalten, die Sie über Ärzte oder Beratungsstellen nicht erfahren können. Zudem können über den Kontakt mit anderen und das Sprechen über die Probleme Tabus und Ängste abgebaut werden. Entsprechende Kontaktmöglichkeiten können Sie über die Stadtverwaltung oder bei den Sozialverbänden erfragen.

Für die meisten der vorgeschlagenen Möglichkeiten gilt grundsätzlich: Machen Sie die über Bücher oder Internet vorgeschlagenen Übungen nicht auf eigene Faust, sondern nur unter fachkundiger Anleitung durch Physiotherapeuten, Anleitung in Gruppen usw.

Teil III
Die Angst: Belastend und unterschätzt

7 Ängste: Nicht alles ist Beckenboden

In der Fachliteratur werden psychische Faktoren als mitursächlich für Blasen- und Darmerkrankungen und Inkontinenz meist nur am Rande angeführt. Der Volksmund beziehungsweise Das Wissen der Normalbevölkerung ist da schon seit jeher weiter: „Schiss (Angst) vor etwas haben" wird häufig als Synonym für Angst gebraucht. Und dann sind da noch „Du hast wohl die Hosen voll" (sich etwas nicht trauen), „sich vor Angst bepissen" und „Du bist ein Schisser" (Angsthase).

Viele kennen das: eine Prüfung, eine bevorstehende Urlaubsfahrt, das erste Date, und schon fängt es im Bauch an zu rumpeln (Müller, 2021). Bei anderen drückt die Blase, und sie müssen vor jedem ängstigenden oder aufregenden Ereignis häufig auf die Toilette gehen. Natürlich ist hier die Psyche nicht die alleinige Ursache. Die individuelle körperliche Disposition spielt auch eine wichtige Rolle.

Die einen gehen aufgeregt in die Prüfung und müssen nicht aufs Klo, die anderen rennen vorher ständig. Manche klagen über einen Reizdarm, fokussieren auf körperliche Faktoren, die Ernährung und erkennen nicht, wie sehr ihr Darm auf ihre Angst reagiert. Grundsätzlich gilt: Psychische Auslöser/Faktoren können die vorhandenen Probleme mit einer Reizblase oder dem Stuhldrang verstärken und die Wahrscheinlichkeit einer Inkontinenz erhöhen. Ebenso werden Erkrankungen wie Reizdarm und entzündliche Darmerkrankungen durch psychische Faktoren häufig getriggert (aktiviert) oder verstärkt.

Ängstigende Ereignisse wie Prüfungen und Panikattacken wirken dabei unmittelbar auf die Blase oder den Darm und können dazu führen, dass sich die Betreffenden in die Hose machen. Andauernde Stresssituationen und starke psychische Belastungen können verschiedene Erkrankungen zur Folge haben, nicht nur die der Ausscheidungsorgane. Erinnern Sie sich an das Beispiel der einnässenden oder einkotenden

Kinder in Kapitel 4? Bei den meisten Kindern, die krankhaft einnässen oder einkoten, sind psychische Belastungssituationen ursächlich. Eine Veränderung macht eine Heilung möglich. Es ist anzunehmen, dass es bei vielen inkontinenten Erwachsenen ähnlich funktionieren würde, nur ist das bei Erwachsenen selten ein Thema.

Panikattacken oder starke Prüfungsängste können dazu führen, sich in die Hose zu machen. Vermeidungsverhalten kann Reizzustände und Inkontinenz erheblich verstärken. Allerdings gibt es Unterschiede: Die Gründe für eine organisch bedingte Schwäche sind bei Erwachsenen wesentlich zahlreicher als bei Kindern. Umgekehrt gilt, dass belastende Erkrankungen die Psyche massiv beeinflussen können, was wiederum die Erkrankung verstärken kann – ein Teufelskreis.

Warum sollten Sie etwas über die Funktion, die Entstehung und die Bewältigung von Angst wissen? Weil Sie möglicherweise bisher, ohne es zu wollen, ihre Ängste noch verschlimmert haben. Und weil Sie wissen sollten, was man gegen die Angst tun kann. Ihre einzigen Strategien bisher waren vermutlich Rückzug und Vermeidung: sich zurückzuziehen, das Zusammensein mit Menschen meiden, volle Einlagen oder Windeln verstecken, mit niemandem über das Problem reden. Deshalb sollten Sie das Wichtigste über die Funktion, die Entstehung und die Behandlung von Ängsten wissen. Sie werden diese Kenntnisse für die Bewältigung der nächsten Schritte und den Weg zurück zu den Menschen brauchen. Einen sehr ausführlichen und umfassenden Überblick über die Entstehung und Behandlung verschiedener Ängste (z. B. Panikattacken, soziale Ängste) finden Sie in meinem Buch „Autofahren ohne Angst“ (Müller, 2021).

Wozu ist Angst gut? Angst hat für Menschen und Tiere eine überlebenswichtige Funktion: Sie schützt vor Gefahren, vor sozialer Isolation. Ohne den Schutz der Angst könnten die Menschen nicht überleben. In entsprechenden Situationen werden wir durch körperliche Reaktionen gewarnt: schneller Herzschlag, schneller Atem, manchmal auch Stuhl- und Harndrang. Das ist die sogenannte Bereitstellungsreaktion, die uns in die Lage versetzen soll, in dieser Situation blitzschnell zu reagieren und/oder zu kämpfen oder zu fliehen. Dabei reagiert unsere unbewusste Wahrnehmung auf verschiedene Auslöser, die sowohl erblich als auch in der individuellen und sozialen Prägung des Einzelnen bedingt sind. Zum Beispiel, wenn man als Kind traumatisierende Gewaltsituationen erlebt hat, sich dabei in die Hose gemacht hat und dafür verprügelt wurde. Auch später reagiert man dann mit übermäßiger Angst in einer ähnlichen Konstellation.

Die Ursachen von Ängsten sind unterschiedlich:

Erbliche Faktoren: Gründe können bestimmte Persönlichkeitsmerkmale sein. Bei einem Wurf von Hundebabys lässt sich das beobachten: Manche Welpen verkriechen sich, sind ängstlich, andere sind neugierig, mutig oder auch hektisch, ständig in Bewegung. Daneben gibt es „Urängste" wie die Angst vor Dunkelheit, Schlangen, allein, hilflos, ausgestoßen zu sein. Besonders Letzteres spielt eine große Rolle bei der Angst vor Inkontinenz.

Gesellschaftliche Normen: Wenn in einer Gesellschaft die Ausscheidungsvorgänge, das Furzen und die Entblößung des Unterleibs als Schande und Tabu betrachtet werden (siehe auch Kapitel 2), signalisiert unser unbewusstes Vorhersage- und Überlebenssystem die Bedrohung, sozial isoliert zu werden. Lieber isoliert man sich dann selbst und hat noch Kontrolle.

Prägende und traumatisierende Erfahrungen, Modelllernen: Kinder, die lange noch einnässen, erleben häufig die Ablehnung ihrer Umwelt, den Spott und die Abwertung anderer Kinder. In meiner Generation wurden Kinder „getöpft", das heißt, sie mussten so lange auf dem Topf sitzen bleiben, oft über Stunden, bis sie ihr Geschäft verrichtet hatten. Natürlich prägt dies dann auch das Verhalten der Erwachsenen.

Inkontinenzphobie, Panikattacken, soziale Phobie: Inkontinenzphobie, die krankhafte Inkontinenzangst, betrifft sowohl Menschen mit einer Blasen- als auch mit einer Darmschwäche. Es ist die übermäßige Angst, sich in die Hose zu machen. Beide Ereignisse sind gleichzeitig möglich und werden gleichzeitig befürchtet. Diese Phobie kann isoliert nach traumatisierenden Erlebnissen auftreten, etwa wie bei der Patientin, die sich bei einer Bergwanderung im Beisein der Gruppe plötzlich erleichtern musste. Sie kann aber z. B. auch im Zusammenhang mit einer Panikstörung oder einer sozialen Phobie auftreten, wenn in solchen

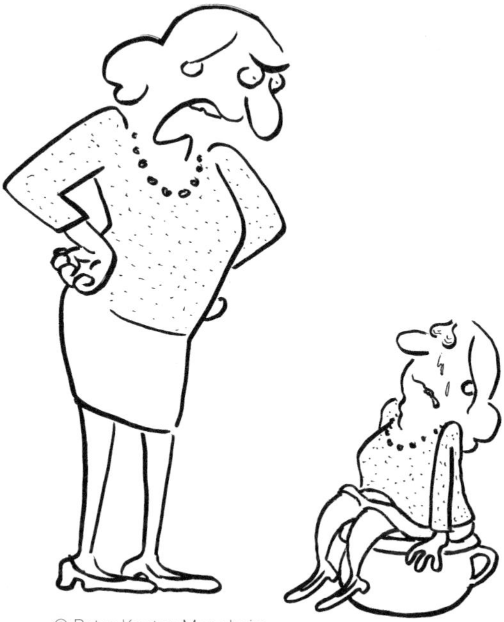

© Petra Kaster, Mannheim

Situationen befürchtet wird, dass es in die Hose geht. Leidet jemand unter Panikattacken, kann die Angst vor einem vermeintlichen Herzinfarkt so groß sein, dass es dann tatsächlich in die Hose geht. Danach werden solche Situationen in der Regel gemieden, und zu der Panikstörung gesellt sich nun noch eine Inkontinenzangst. Mit der Folge, dass sich die entsprechenden Symptome in kritischen Situationen weiter verstärken.

Bei Patienten mit einem Reizdarmsyndrom werden immer auch psychische Belastungsfaktoren angenommen. Leiden sie zusätzlich an einer Panikstörung, dann ist, nach meiner eigenen Praxiserfahrung, der ursächliche psychische Anteil sehr viel höher. Aber auch das Reizdarmsyndrom für sich kann sehr belastend sein und dann Depressionen und verstärkt Ängste zur Folge haben.

Ängste, häufig auch in phobischer Ausprägung, erstrecken sich vermutlich auf die meisten der vorgenannten Formen von Blasen- und Darminkontinenz. Da diese Angst immer zu einer Verstärkung des Blasendrucks, der Darmschwäche und einer möglichen Inkontinenz beiträgt, ist es um so wichtiger, diesen Teufelskreis zu durchbrechen. Ob es nun den Reizdarm, die Colitis oder die Reizblase betrifft – die Symptomatik besteht zumeist aus einem Gesamtpaket. Die entsprechende Disposition muss natürlich auch vorhanden sein. Zudem hat die jeweilige Erkrankung, ob Reizdarm, Reizblase oder entzündliche Darmerkrankung, ihrerseits einen großen Einfluss auf das psychische Befinden der Betroffenen.

Die meisten Menschen haben keine oder kaum Probleme mit Blase, Darm und ihren Ausscheidungsfunktionen. Sie werden vor Prüfungen oder längeren Fahrten auch nicht aufs Klo müssen. Für die von einer Inkontinenz betroffenen Menschen aber gilt: Wenn die konventionellen und medizinischen Möglichkeiten nicht genutzt werden können, gibt es einen Ausweg: der offene Umgang, die offene Kommunikation und Konfrontation, die Bereitschaft, neue Erfahrungen zu machen!

8 Vermeidung und Rückzug: Anleitung zur Inkontinenz

Sie haben richtig gelesen: Im Folgenden beschreibe ich, was viele Betroffene mit einer Blasen- oder Darmschwäche tun und somit ungewollt ihre Probleme verstärken. Vermeidung und Flucht sind grundsätzlich lebenserhaltende Vorgänge. Weder die Menschheit noch der Einzelne könnte ohne diesen Schutzmechanismus überleben. Stellen Sie sich vor, Sie würden völlig angstfrei in einem Gewässer mit Krokodilen schwimmen. Kämpfen nutzt da nicht sehr viel, nur das Vermeiden oder die schnelle Flucht. Um in einer Gefahrensituation zu bestehen, gibt es drei Optionen: Kampf, Flucht oder Totstellreflex. Für die Flucht und den Kampf braucht es unmittelbar sehr viel Energie, die der Körper bei entsprechenden Gefahrensignalen zur Verfügung stellt. Als würde sich Ihr Auto, ohne Ihr bewusstes Zutun, von einem Moment auf den anderen auf Vollgas beschleunigen. Die Atmung wird schneller, ebenso der Herzschlag, die Muskeln werden vermehrt mit Blut und Sauerstoff versorgt. Viele reagieren, insbesondere wenn weder Flucht noch Kampf möglich sind, mit einer höheren Magen-, Darm- und Blasenmotilität, das heißt, es kommt zu mehr und heftigeren Bewegungen in diesen Organen. Man verspürt einen starken Drang, auf die Toilette zu müssen, oder macht sich sogar in die Hose. Diese Reaktionen werden ohne Zutun des Bewusstseins ausgelöst. Menschen sind schon frühzeitig auf entsprechende Gefahrensituationen geprägt, ohne dass ihnen das später bewusst ist. Die übliche Reaktion auf ängstigende Situationen ist – wie schon als Kind – die Flucht und die Vermeidung.

Das Gehirn hat seine Pflicht getan und uns vor einer bedrohlichen Situation gerettet. Das kann auch der befürchtete Ausschluss aus der Gemeinschaft sein. Die Vermeidung, der Rückzug bewirken zunächst Erleichterung, haben aber zur Folge, dass ich das nächste Mal noch eher den Rückzug antrete. So, als würde ich dafür jedes Mal mit 100 €

belohnt werden. Das betrifft auch Probleme mit Ausscheidung und Inkontinenz, die geprägt sind von individuellen traumatisierenden Erfahrungen und natürlich auch den allgemeinen Normen und Moralvorstellungen. All das kann dann dazu führen, dass sich übermäßige Ängste und Phobien entwickeln.

Ohne Zutun unserer vermeintlich rationalen und bewussten Wahrnehmung warnt uns das innerliche Überlebenssystem auch in Zukunft am Bewusstsein vorbei: „Flüchte oder vermeide, sonst wirst du ausgestoßen, ausgegrenzt, verspottet, verprügelt, gedemütigt." Jedes Mal, wenn sich diese Erfahrung der Vermeidung und Flucht wiederholt, wird dieses Verhalten verstärkt und zu einer tief eingespurten Gewohnheit.

Für die Betroffenen verfestigt sich der Eindruck, die Situation wäre bedrohlich, sogar lebensgefährlich (Panikattacken). Die Reizblase verhält sich noch reizender, der Darm fängt an zu rumpeln, und nicht selten geht es in die Hose. Und dann wiederholt sich die Erfahrung von früher, die Vermeidung wird weiter perfektioniert. Was ich dabei nicht realisiere: Die Zeiten haben sich geändert, ich sitze nicht mehr auf dem Topf, ich werde nicht verprügelt oder angeschrien, wenn ich in die Hose mache. Die meisten Menschen sind hilfsbereit. Und wahrscheinlich werden Sie selbst auch nicht mehr gezwungen, sich auf das Töpfchen zu setzen, obwohl Ihre Angst und Ihr Körper genau das signalisieren. Früher hätte ich in der Therapie davor gewarnt, weiterhin zu vermeiden, und Konfrontationsübungen vorgeschlagen beziehungsweise diese systematisch durchgeführt. Öfters erfolglos! Warum? Menschen mit starken Angst- und Schamgefühlen reagieren mit einer Überlebensreaktion, die schon feststeht, bevor uns das bewusst wird und ohne dass sie es bewusst steuern können. Die riesige Angst, bloßgestellt und ausgestoßen zu sein, ist sowohl biologisch-evolutionär als auch bei vielen individuell nachvollziehbar und verständlich. Egal ob Scham, frühere Belastungen oder nicht: Die Betroffenen können lernen, ihre Vermeidungsstrategien zu erkennen und den Teufelskreis einer weiter zunehmenden Blasen- und Darmschwäche und Inkontinenz zu beenden. Es ist möglich, dieses Verhalten zu verändern, trotz Angst und Scham.

Dann gibt es bestimmte Situationen, die man vermeiden darf und nicht unbedingt provozieren will. Beispiel: Ich gehe oft erst aus dem Haus, wenn ich meine Geschäfte mehr oder weniger erfolgreich erledigt habe. Das heißt, meine Termine sind so geplant und abgesprochen, dass sie meist ab dem späteren Vormittag stattfinden. Meine Lebensfreude und meine sozialen Kontakte werden dadurch nicht beeinträchtigt. Die Alternative wäre, dass ich einfach aus dem Haus gehe und die Wahrscheinlichkeit hoch ist, dass ich mir in die Hose mache. Das würde dann wirklich meine Lebensfreude beeinträchtigen, putzen, duschen, Reinigungsarbeit. Wozu?

Im Folgenden führe ich einige *Vermeidungsstrategien und Inkontinenzförderer* auf:

Häufig präventiv auf die Toilette gehen: Dieses Verhalten trägt mehrfach dazu bei, dass die Angst und die Probleme zunehmen. Die Blase wird kaum mehr richtig gefüllt, das Halte- und Füllvermögen wird geringer, es kommt schneller zum Drang. Das Haltevermögen der Schließmuskeln verringert sich ebenfalls, und durch die geringe Füllmenge können sich leichter Entzündungen entwickeln. Durch diese Entwicklung verstärkt sich die Inkontinenz und dadurch wieder der Harndrang usw. Hier hilft es, den Abstand zwischen den Toilettengängen in kleinen Schritten wieder zu erhöhen. Weitere Möglichkeiten finden Sie in Kapitel 11. Etwa acht bis zehn Entleerungen pro Tag sind normal.

Verstecken, Verschweigen: Die Angst nimmt mit jedem Mal zu, vor allem, wenn das Verbergen und das Verstecken nicht gelingt. Mit jedem Mal und der Dauer des Problems nimmt dann auch der Druck auf die Blase und den Darm zu.

Wenig trinken: Wird die Zahl der Toilettengänge präventiv erhöht und gleichzeitig die Trinkmenge vermindert, passiert das Gleiche wie beim Verstecken: Das Haltevermögen wird geringer, der Druck auf die Blase nimmt zu – und damit die Wahrscheinlichkeit, dass es in die Hose geht.

Ungeeignete Drogerieprodukte: Von den zahlreichen Betroffenen, die ich befragt habe, hatte nicht eine oder einer eine passende Vorlage. Die meisten behelfen sich mit Produkten aus der Drogerie, die nur unvollkommene Sicherheit und geringen Nässeschutz bieten. Sie können durchnässen, manchmal stinkt es und man fühlt sich zu Recht nicht sicher. Angebracht wären eine fachliche Beratung in einem Sanitätshaus und z. B. aufsaugende medizinische Vorlagen mit einem Rücknässeschutz (die Nässe wird in ein Gel umgewandelt). Selbst unter Druck tritt kaum Nässe aus.

Sozialer Rückzug wirkt sich besonders gravierend auf die Ängste der Betroffenen, den Blasendruck und eine mögliche Inkontinenz aus, besonders wenn und weil sich manche Situationen nicht vermeiden lassen: Arzt, Physiotherapie, Einkaufen, ein Hund, der Gassi gehen muss. Am besten wäre natürlich ein offener Umgang mit dem Problem in ihrem näheren Umfeld. Wie schon erwähnt, ist das für viele schwierig, und das ist zu akzeptieren.

Bewegungsmangel: Bewegung und körperliches Training tragen allgemein zu einer Kräftigung auch des Beckenbodens und der Muskulatur der Schließmuskeln bei. Inaktivität und häuslicher Rückzug fördern daher Blasen- und Darmschwäche.

Reizdarm, entzündliche Darmerkrankungen, Inkontinenzphobie: Ähnlich wie bei der Harninkontinenz neigen Betroffene zu einem Vermeidungsverhalten, das ihre Probleme verstärkt, anstatt zu mindern. Manche brauchen die Sicherheit einer ständigen Begleitung (besonders Menschen mit Panikattacken). Sie meiden bestimmte Orte, von denen sie nicht schnell genug wegkommen (z. B. Autobahnen, weite Entfernungen von zu Hause) und geraten natürlich in Panik und Darmdruck, wenn das nicht funktioniert. Mancher Reizdarm ist vermutlich kein Reizdarm, sondern die Panik macht Druck und manchmal auch inkontinent. Die Angst kann dabei zu abenteuerlichen Auswüchsen führen. Ich erinnere mich an einen jungen Patienten, der für den Weg mit dem Auto von und zu seinem Arbeitsplatz jeweils eine Stunde länger einplante. Er kannte jedes Gebüsch, jede Gelegenheit und nahm täglich diese Umwege, um sicherzugehen. Hier konnte dann tatsächlich mit einer Konfrontationstherapie und einer Verkürzung der Abstände der Toilettengänge geholfen werden.

9 Angst: Was können Sie tun?

Die Konfrontation: Wesentliche Methoden zur Behandlung von Ängsten stammen aus der Verhaltenstherapie, z. B. *die systematische Konfrontation* mit der jeweiligen angstauslösenden Situation. Das würde beispielsweise heißen, zu lernen, mit anderen offen über sein Problem mit der Inkontinenz zu sprechen. Vor allem, weil verschiedene Lösungen für verschieden schwierige Situationen gefunden werden müssen. In der Kognitiven Verhaltenstherapie geht man zudem davon aus, dass negative, verzerrte und katastrophisierende Wahrnehmungs- und Denkmuster erkannt und verändert werden müssen (Müller, 2021). Ohne neue Erfahrungen zu machen, ohne die Konfrontation mit den angstauslösenden Situationen, läuft aber gar nichts, auch nicht über die vermeintlich mögliche Veränderung falscher Denkmuster.

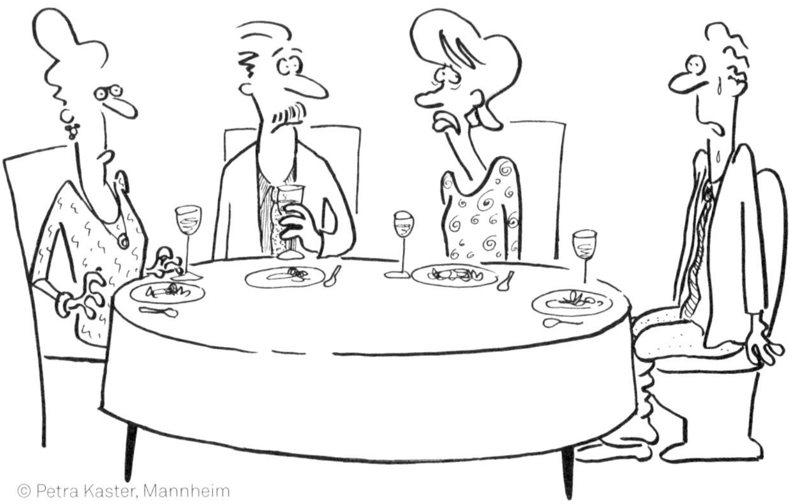

Bei Ängsten vor Inkontinenz kann eine Verhaltenstherapie angebracht sein. Für Betroffene im Alltag sollten und können aber nicht die gleichen Prinzipien und Regeln gelten wie in der Therapie. Natürlich wäre es hilfreich, wenn Sie Ihr Schneckenhaus verlassen und die vorgeschlagenen Möglichkeiten nutzen. Und natürlich sollten Sie lernen, Ihr Vermeidungs- und Fluchtverhalten zu erkennen und zu ändern, und dabei hoffentlich neue, positive Erfahrungen machen. Aber Sie sollen und dürfen Ihr eigenes Tempo bestimmen, dürfen so lange vermeiden, wie Sie wollen. Und es ist bei dem Problem der Inkontinenz okay, wenn Sie manche Situationen weiter vermeiden. Zum Beispiel müssen Sie bei längeren Fahrten nicht unbedingt mit mehreren im Auto mitfahren, sondern Sie fahren dann eben mit zwei Autos. Es ist okay, wenn Sie im Kino oder bei Veranstaltungen außen sitzen wollen. Ihre Blasenmuskulatur und Ihre Angst bessern sich nicht, wenn Sie dringend auf die Toilette müssen, in einer dicht besetzten Reihe sitzen, sich durchzwängen müssen und sich dabei in die Hose machen.

Beispiel Colitis

Die dreißigjährige Patientin leidet seit Jahren unter einer Colitis mit Bauchkrämpfen und zahlreichen blutigen Durchfällen. Unter anderem nimmt sie in höherer Dosierung Cortison, was aber bislang keine wirkliche Verbesserung gebracht hat. Sie hat starke Ängste, nicht rechtzeitig die Toilette zu erreichen. Bei Schüben verlässt sie monatelang nicht das Haus, außer zu Arztbesuchen, und wird dann von den Eltern versorgt. Um ihre Gesundheit und berufliche Zukunft macht sie sich große Sorgen, fühlt sich meist deprimiert. Eine psychotherapeutische Behandlung mit Selbsthypnose (Audio-CD) und Konfrontationsübungen bringt schließlich entscheidende Verbesserungen. Sie konfrontiert sich schrittweise und eigenständig mit Situationen, die sie zuvor gemieden hat: kleine Spaziergänge, Einkäufe, sie achtet allgemein mehr auf sich und ihre Bedürfnisse. Früher habe sie es allen immer recht machen wollen, sei gesprungen, wenn jemand was von ihr wollte. Durch die Therapie werden ihre Symptome deutlich vermindert, sie hat meist einen festen Stuhlgang, muss nur noch wenige Male auf die Toilette. Seit langer Zeit hat sie ihre Freundin wieder besucht. „Ich bekomme jeden Tag ein Stück mehr Leben und Selbstvertrauen zurück“ (Häuser, 2013, S. 23).

Die Konfrontation allein mit angstauslösenden Situationen verändert nichts. Wichtig ist, dass Sie andere und neue Erfahrungen machen. Nur so kann Ihr unbewusstes Vorhersage- und Überlebenssystem lernen, dass sich die Bedingungen im Vergleich zu Ihrer Kindheit geändert haben.

Das Vermeiden zu beenden und vielleicht sogar offen über das Problem zu reden, ist vermutlich für die meisten schwer oder gar nicht möglich. Wenn Sie dann so viele positive, „normale" und verständnisvolle Reaktionen erfahren wie ich selbst, wird Sie das auf Ihrem Weg aus der Isolation ermutigen. Die Vorschläge in den folgenden Kapiteln werden Ihnen hoffentlich dabei helfen.

Weitere Möglichkeiten der Angstminderung

Beruhigende Atmung: Falls Sie unter Angst oder Panikzuständen vor bestimmten Situationen leiden und befürchten, Ihre Blasen- oder Darmschwäche könnte zum Problem werden, kann es hilfreich sein, jeweils einige Minuten beruhigend zu atmen. Wie schon beschrieben, reagiert der Körper in Gefahrensituationen (Angst, Panik) mit einer Bereitstellungsreaktion („Vollgas"), das Herz klopft schneller und man hyperventiliert unwillkürlich. Die „beruhigende Atmung" wirkt dagegen. Atmen Sie ein und zählen Sie innerlich bis zwei – kleine Pause – und dann beim ausatmen bis vier – dann angenehme Pause. Das Ganze einige Minuten lang. Wichtig: Sie müssen das üben, um Ihren eigenen, angenehmen Atemrhythmus zu finden.

Bewegung, körperliches Training: Klingt zunächst sehr allgemein und soll ja gesund sein, kann aber für Ihr Problem sehr hilfreich sein. In zahlreichen Untersuchungen wurde nachgewiesen, dass körperliches Training Panikattacken (und damit eine mögliche Inkontinenz) mindern oder ganz verhindern kann. Stellen Sie sich vor, Sie liegen wochenlang im Krankenhaus und stehen zum ersten Mal auf: Es wird Ihnen schwindelig, Ihr Kreislauf sackt ab, das Herz rast, Sie verspüren Atemnot. Das Gleiche passiert bei körperlich untrainierten Menschen (Müller, 2021; Hansen, 2018). Die Folge ist mehr Angst und damit eventuell auch mehr Blasen- oder Darmdruck. Durch viel Bewegung gewöhnt sich ihr Körper wieder an einen erhöhten Puls und eine erhöhte Atemfrequenz, die Angst lässt nach.

Hast du ein Problem und willst es nicht haben, dann hast du schon zwei (Schönberger, 2023). Diese „kleine“ Weisheit hat eine große Bedeutung. Das sei an einem eigenen konkreten Beispiel verdeutlicht. Ich war lange Jahre ein ungeduldiger und rasanter Autofahrer. Bei Fahrten mit dem Auto stand ich meist unter einem erhöhten Stresspegel: Langsame Autofahrer, die sich nicht überholen ließen, Riskant-Überholer, Drängler, die Ampel geht auf Grün, und die Vorderfrau steht, telefoniert am Handy. Ungeduld bei mir, Stress, Ärger und manchmal die Wut über die Fahrweise anderer. Ändert sich dadurch für mich etwas? Ja und Nein! – Die Situationen im Verkehr kann ich zumeist nicht ändern. Die Frau mit Handy an der Ampel fährt nicht los, den Langsam-Fahrer kann ich meist nicht überholen, und mit Dränglern oder Rasern war und bin ich ständig konfrontiert. Was sich aber massiv ändert beziehungsweise auswirkt, ist der gesundheitsschädliche Stress und Ärger, den diese unabänderlichen Verkehrssituationen dann produzieren. Jetzt hat man gleich zwei Probleme: die doofen und rücksichtlosen Fahrer, aber zusätzlich noch jede Menge Stress und Ärger, Tag für Tag, Woche für Woche, Jahr für Jahr. Und manche Menschen entwickeln in der Folge eine körperliche Erkrankung. Sich diese Reflexe, Prägungen und negativen Emotionen abzugewöhnen, ist nicht so leicht. Ich habe mir deshalb eine Merkhilfe im Auto platziert: eine kleine Tigerente über der Armatur, die mich an langsameres, geduldiges Fahren und an die entsprechende Gedankenkontrolle erinnern soll („Ändert sich was, wenn ich ungeduldig und wütend bin?“). Manchmal gelingt es, manchmal nicht, es ist ein mühsamer Prozess der Gewohnheitsbildung. Aber dieser schwierige Lernprozess ist sicherlich gut für meine Gesundheit und gegen den völlig überflüssigen Ärger, der nichts an der eigentlichen Situation ändert.

Sie werden sich vielleicht fragen: Was hat das alles mit einer Reizblase, mit einem schwachen Darm, mit einer Inkontinenz zu tun? Nun, wenn Sie sich schämen, ängstigen, sich schuldig fühlen und sich deswegen ablehnen, haben Sie zusätzlich ein zweites Problem, das massive Auswirkungen auf ihre Inkontinenz haben kann. Und wenn Sie dann noch versuchen, das Problem zu verstecken, zu verschweigen, statt offen damit umzugehen, dann müssen Sie sich natürlich – wie ein Verbrecher, der ertappt werden könnte – von allen Kontakten zurückziehen. Dieser

Rückzug, die Isolation, diese ständige Angst, ertappt zu werden und sich verstecken zu müssen, kann krank machen und erhöht die Wahrscheinlichkeit, dass die Probleme mit Ihrer Reizblase, Ihrem Reizdarm und Ihrer Inkontinenz zunehmen. Voraussetzung für den oben beschriebenen Änderungsprozess ist allerdings, dass man die Chance hat, den eigenen Anteil an diesen Abläufen zu erkennen und ändern zu wollen. Für mich war es viele Jahre lang einfacher, beim Autofahren die anderen für doof und rücksichtslos zu halten. Die möglichen Folgen von Stress und Ärger als Folge dieser blinden Reflexe sind ja nicht direkt spürbar und erkennbar. Um ehrlich zu sein: Manchmal falle ich in alte Gewohnheiten zurück und schimpfe laut auf irgendeinen Blödmann. Es ändert zwar nichts, tut aber ab und zu gut.

10 Oben offen, unten (eher) dicht

Ein zentrales Anliegen dieses Buches ist es, Sie zu ermuntern, mit anderen offen über Ihr Problem zu reden. Für die meisten ist das vermutlich eine schreckliche Vorstellung, die sie für unüberwindbar halten und die auch möglicherweise unüberwindbar ist. Ich werbe trotzdem dafür! Sie müssen ja nicht jedem erzählen, dass Sie unter Inkontinenz leiden. Zumindest Ihnen nahestehende Menschen sollten aber wissen, was in der jeweiligen Situation für Sie erforderlich ist. Es würde Ihr Leben sehr erleichtern. Sie hätten die Aussicht, wieder am Leben teilzunehmen und festzustellen, dass die meisten Menschen verständnisvoll und hilfsbereit sind.

Nicht die Konfrontation allein mit den angstauslösenden Situationen ist wichtig, sondern dass Sie andere und neue Erfahrungen machen. Nur so kann ihr unbewusstes Voraussagesystem lernen, die Realität zu überprüfen und sich an die geänderten Bedingungen anzupassen. Vielleicht erleben Sie auch, dass sich Ihre Probleme mit einer Reizblase, einer Darmschwäche und Inkontinenz erheblich mildern. Sie können Ihre Freiheit und die Freude am Leben wiedergewinnen.

Für viele Betroffene ist vielleicht eine offene Kommunikation nicht möglich, und sie wollen auch keine. Bei einigen Interviews, in denen ich ganz persönlich nach Inkontinenzproblemen fragte, hatte ich den Eindruck, als würde ich meinem Gegenüber auf offener Straße sozusagen die Hose herunterziehen. Es gibt Gründe, diese Scham und Verschwiegenheit zu respektieren, auch wenn sie die Betroffenen krank macht und ihr Leben von Angst und Scham dominiert wird. Es gibt gravierende emotionale Faktoren im Leben von Menschen, deren sie sich nicht bewusst sind. Dazu gehören individuelle Prägungen, die allgemeinen Moralvorstellungen und Tabus, die die meisten von uns respektieren und fürchten. Man möchte ja dazugehören, nicht der Ablehnung und der Scham ausgesetzt sein, nicht ausgegrenzt sein. Unser unbewusstes Voraussage- und Überlebenssystem entscheidet aufgrund früherer Erfahrungen und Prägungen, dass die Gefahr, ausgegrenzt, „ausgestoßen“ zu sein, unbedingt vermieden werden muss. Man wäre ja damit (vermeintlich) der Vernichtung ausgesetzt. In früheren Stammesgesellschaften wäre das tatsächlich der Fall gewesen. Lieber entscheidet sich unser unbewusstes Vorhersage- und Entscheidungssystem für das Verschweigen, das Verstecken, die Selbstisolation. So kann das Gefühl bewahrt werden, weiterhin Teil der Gemeinschaft zu sein und selbst das Geschehen bestimmen zu können. Zur Erläuterung: Durch Versuche und MRT-Messungen wurde festgestellt, dass unser Gehirn eine Art Vorhersageorgan ist, im Sinne von Überlebensreaktionen und einer ausgeglichenen Energiebilanz unseres Körpers. Entscheidungen und Handlungen werden Millisekunden oder auch mehrere Sekunden durch dieses Vorhersage- und Entscheidungssystem getroffen, ohne dass uns das bewusst wird (Feldman Barrett, 2023a). Weitere Ausführungen finden Sie in Kapitel 16 „Akzeptanz“ und ausführlich in VII.

Wenn Ihnen offenes Reden schwerfällt, gibt es glücklicherweise viele weitere Möglichkeiten der Hilfe. Wichtigstes Ziel ist, dass Sie wieder am Leben teilnehmen. Offen über sein Problem reden, heißt ja nicht, überall und allen Menschen mitzuteilen „Wussten Sie schon, dass ich inkontinent bin?“ *Ich muss nicht jedem alles unter die Nase binden!* Kleines Beispiel: Vor einiger Zeit ist mir mal wieder ein Malheur in einem Supermarkt passiert und ich musste meinen Einkaufskorb an der Kasse stehen lassen, um möglichst schnell nach Hause zu kommen. Natürlich habe ich zu der Verkäuferin nicht gesagt: „Entschuldigen Sie, ich habe mir in die Hose gemacht und komme nachher wieder, um meinen Korb zu holen.“ Sondern: „Entschuldigen Sie, ich muss dringend auf die Toilette und hole nachher meinen Korb ab“. Und wenn Sie jemand sind, der oder die sich auch damit zu sehr schämt, könnten Sie sagen, Sie hätten Ihr Geld vergessen und würden es schnell zu Hause holen.

Oben offen, unten (eher) dicht: Vor allem ältere Menschen haben Termine bei Ärzten, Physiotherapeuten oder Untersuchungen im Krankenhaus. Ohne Offenheit kann es dann leicht zu Problemen, Missverständnissen und auch Konflikten kommen. Ich selbst mache mit Offenheit fast nur positive Erfahrungen, stoße auf Verständnis und Hilfsbereitschaft. Aber auch hier gilt: Ich muss nicht jedem sagen, ich bin inkontinent. Wenn ich einen frühen Arzttermin bekomme, sage ich am Telefon „Ich habe eine Colitis und brauche morgens Zeit, bis alles erledigt ist, kann ich einen späteren Termin bekommen?“ Geht fast immer wunderbar und bereitwillig! Oder ich kündige rechtzeitig an, dass ich vielleicht den Termin absagen muss, und frage, wie sich das regeln lässt – und hatte deswegen noch nie Ärger, musste noch nie eine Ausfallgebühr bezahlen. Sehr selten gibt es schwierige Situationen. Vor einigen Jahren musste ich mich einer Herzkatheteruntersuchung unterziehen, alle im Stress, Notfallaufnahme. Ich kündige an, dass ich möglicherweise zur Toilette müsste, vielleicht auch mittendrin nicht mehr halten könne: abweisende und mürrische Reaktion des medizinischen Personals. Dann, fest verkabelt, in Erwartung der Ärztin, kommt der Drang. Ich sage Bescheid, werde entkabelt, die Reaktion des Personals: ärgerlich und abweisend. Trotzdem würde ich mich in einer ähnlichen Situation wieder so verhalten. Menschen sind in Stresssituationen manchmal etwas ungeduldig und können sich dann nur schwer in andere reinversetzen. Es sei ihnen verziehen. Um es an dieser Stelle noch einmal zu betonen: Es ist trotzdem völlig in Ordnung, wenn Betroffene sich nicht in dieser Weise öffnen wollen. Vielleicht ist das mit ein Grund, warum viele deswegen einen Arztbesuch vermeiden oder einen hilfreichen Krankenhausaufenthalt nicht in Betracht ziehen.

Aber: Die Alternative ist der soziale Rückzug, ein eingeschränktes Leben. Eine lebenslängliche, selbst auferlegte Isolationshaft, mit der man die frühkindlichen Erfahrungen und Normen versucht zu vermeiden! Was ich dabei nicht erfahre und erfahren kann: Die Zeiten haben sich geändert, ich sitze – bildlich gesehen – nicht mehr auf dem Topf. Die Menschen haben sich geändert, sind hilfsbereiter und verständnisvoller, als ich denke und als es mir mein Unterbewusstsein einredet. Sie selbst sind erwachsen geworden und nicht mehr hilflos anderen Menschen ausgeliefert.

Jordan Peterson fügt dem in seinem Buch „12 Rules for Life“ noch einen wichtigen Aspekt hinzu: „Sich vor anderen zu verstecken heißt auch, die Möglichkeiten des nicht realisierten Selbst zu unterdrücken. Wenn man sich nicht anderen enthüllt, kann man sich auch nicht sich selbst enthüllen ... viel von dem, was man sein könnte, wird nie gezwungen, ans Tageslicht zu treten“ (Peterson, 2018, S. 326f.). Wenn der soziale Rückzug allerdings so gewollt und gebraucht wird, dann darf das so sein.

Hier noch ein ermutigendes Beispiel über die Vorteile offener Kommunikation:

Offenheit mildert die Symptome

Neulich im Wartezimmer der Physiotherapie: „Frau im Spiegel", „Kräuterhexe" und schließlich – aus lauter Langeweile – „Good Health". Ein Artikel über eine junge Frau, die seit ihrer Kindheit unter einer Schuppenflechte (Psoriasis) leidet. Diese Hauterkrankung ist vermutlich für die meisten Betroffenen ähnlich schambesetzt und sozial einschränkend wie Inkontinenz. Die etwas übertriebene Überschrift des Artikels lautet: „Wie ich meine Hautkrankheit besiegte." Sie hatte lange versucht, ihre Hauterkrankung zu verstecken und gelogen, gab Vorwände bei Arzt- und Krankenhausaufenthalten an. Sie habe sich selbst für diese Erkrankung gehasst und abgelehnt. Aber: „Das feuert die Schuppenflechte noch mehr an. Man kann einen Körper nicht heilen, den man nicht liebt" (Good Health, 2022, S. 96). Irgendwann habe sie dann entschieden, mutig zu sein und offen mit ihrem Problem umzugehen (Post im Internet). Gleichzeitig habe sie angefangen, sich mit ihrer Hauterkrankung zu akzeptieren. Sie betrachte die Schuppenflechte nicht mehr als Feind, sondern als Warnsystem, etwa wenn sie Stress habe oder nicht auf ihre Ernährung achte. Seither habe sie es nie wieder so schlimm gehabt. Manchmal sei Stress ein starker Trigger, der die Psoriasis zum Blühen bringe. Dann wisse sie aber, was zu tun sei.

Umgang mit Verständnislosigkeit und Abwertung: Sie müssen damit rechnen, dass es Menschen gibt, die sich nicht einfühlen können, ja sogar regelrecht böse und gehässig sind. Es ist eine kleine Minderzahl. Ich zitiere dann immer die Gauß'sche Verteilungskurve. Das heißt, man kann statistisch gesehen bei allen Lebewesen, auch bei den Menschen, eine große Bandbreite an Verschiedenartigkeit feststellen: Es gibt Große und Kleine, Dicke und Dünne, Stinkstiefel, aber auch Menschen, die freundlich und verständnisvoll sind. Diese Erkenntnis allein hilft zwar nicht weiter, aber man kann lernen, mit Abwertungen umzugehen. Zunächst noch zwei Beispiele, wie Menschen, zu ihrem eigenen Schaden, auf Ablehnung reagieren.

Ich erinnere mich an eine Patientin während meiner Berliner Praxiszeit. Diagnose: soziale Phobie und Depression. In einer der Stunden nahm sie Platz, fing nach wenigen Minuten an zu weinen und äußerte, alles sei sinnlos, sie fühle sich ungeliebt, wolle manchmal nicht mehr leben. Was war passiert? Gegenüber unserer Praxis befand sich ein Supermarkt. Dort hatte sie kurz zuvor eingekauft. Die Kassiererin war wohl extrem unfreundlich und barsch gewesen (war sie bei mir und anderen auch!). Als Therapeut habe ich immer wieder festgestellt, dass auch diese Menschen meist unglücklich sind, sich aber ihrer eigenen Prägung als Ursache der Ablehnung durch andere nicht bewusst sind. Trotzdem ist die Begegnung mit ihnen natürlich nicht angenehm.

Ein weiteres Beispiel: Es gibt immer und überall Menschen, die nicht grüßen. Wenn man sich nähert, schauen sie weg oder stur geradeaus. Darüber können Sie sich ärgern, besonders wenn Sie selbst gegrüßt haben. Und Sie ärgern sich weiter, auch wenn Sie den Betreffenden nun nicht mehr grüßen. Grund: Sie beziehen dieses Verhalten auf sich, obwohl es zu 100 % am anderen liegt.

Was wären hilfreiche Lösungen, wenn Sie auf jemand treffen, der Sie verspottet oder ärgerlich wird, weil sie sich eingemacht haben oder stinken? Bestimmt nicht, dass Sie sich das Leben nehmen oder sich gänzlich zurückziehen. Sich jedes Mal heftig über solche Begegnungen zu ärgern ist nicht gesund. Das sollten Sie sich in solchen Momenten klar machen. Stinkstiefel werden sich durch Ihren Ärger bestimmt nicht ändern.

Teil IV
Kleine und große Hilfen für Notfälle

11 Vorsorge und Hilfen: Was tun, wenn's passiert?

Gleich vorweg eine Warnung: Die in den folgenden Kapiteln vorgeschlagenen Hilfen sind für die einen brauchbar und für die anderen nicht. Lassen Sie sich durch die vielen Tipps in den verschiedenen Kapiteln nicht verwirren. Prüfen Sie, welche für Sie geeignet sind. Das gilt für Ernährungstipps, spezielle Diätformen, bestimmte Mittel, aber auch für das Beckenbodentraining und für die Konfrontation mit angstbesetzten Situationen (z. B. offen mit anderen über das Problem reden). Jeder Mensch hat individuelle Voraussetzungen. Das betrifft die körperliche Disposition, die Persönlichkeit und die spezifische Prägung durch das soziale Umfeld und psychische Erlebnisse. Freunde und Angehörige sollten ebenfalls akzeptieren, wenn etwas Ihnen nicht passt oder Sie es ablehnen. Es gibt viele Möglichkeiten, um den Teufelskreis der Angst und die Isolation zu beenden oder sich das Leben zu erleichtern.

Hier sei der Hinweis wiederholt: Nutzen Sie die Möglichkeit einer qualifizierten Diagnose und Beratung. Sie müssten sich nicht ängstigen, schämen und zurückziehen.

12 Reizblase: Hilfen, nicht nur für Notfälle

Kontinenzzentren, Fachberatung und medizinische Hilfe: Hier mein wiederholter, dringlicher Rat: Anstatt sich zu verstecken und über Jahre viele qualvolle Situationen zu erleiden, ist es für viele Betroffene einfacher und erlösend, sich qualifizierte Hilfe zu suchen. In einer „Apotheken Umschau" wird der Fall einer Lehrerin beschrieben, die unter einer Belastungsinkontinenz litt, die auch durch jahrelange Beckenbodengymnastik nicht gebessert werden konnte. Schließlich wurde ihr in einem wenige Minuten dauernden Eingriff ein Bändchen unter die Harnröhre gelegt, das die Senkung der Scheidenwand und des Beckenbodens wieder ausgleicht (Essig, 2020). Die Erfolgsrate ist hoch, und es könnte vermutlich vielen Frauen damit geholfen werden, wenn sie sich nicht aus Scham mit unzureichenden Drogerievorlagen behelfen würden. Die genannte Lehrerin ging übrigens sehr offen und selbstverständlich mit ihrem Malheur um und sei abschließend zitiert: „Es ist eine Krankheit, wie jede andere auch, warum sollte man nicht darüber reden?" (Essig, 2020, S. 20).

Hilfen bei einer Dranginkontinenz: Die Betroffenen leiden unter häufigem und manchmal schmerzhaftem Harndrang oft verbunden mit Inkontinenz. Dazu kommen Vermeidungsstrategien, die das Problem noch verstärken. Es wird weniger getrunken, vorsorglich häufig die Toilette aufgesucht, auch wenn die Blase kaum gefüllt ist. Die Folge: Die Blase wird gereizt, neigt zu Entzündungen, das Halte- und Fassungsvermögen nimmt ab, die Schließmuskulatur wird geschwächt. Schließlich sind Gänge nach draußen kaum noch möglich. Der soziale Rückzug scheint der einzige Ausweg zu sein. Bis zu achtmal pinkeln am Tag und zweimal pro Nacht ist normal. Alles, was darüber hinaus geht, bedarf entweder einer Untersuchung oder ist die Folge einer Vermeidung (vorsorgliche Toilettengänge). Haltetraining, viel trinken und Toilettentraining können hier helfen.

Trinken und Essen: Über den Tag verteilt sollten Sie mindestens zwei bis drei Liter Wasser trinken, bei höherem Körpergewicht und im Sommer etwas mehr. Nur so kann sich Ihre Blase und Ihre Blasenmuskulatur wieder an eine normale Füllmenge gewöhnen und wird trainiert. Größere Mengen, bevor Sie wichtige Gänge oder Verabredungen haben, müssen nicht sein. Kaffee treibt, Tee und Mineralwasser auch, ebenso bestimmte Lebensmittel (unter anderem Spargel, Reis, scharfe und saure Lebensmittel, verschiedene Kohlsorten). Das heißt natürlich nicht, dass Sie diese Lebensmittel für immer meiden sollen, sondern nur vor und bei Außenaktivitäten.

Es kann hilfreich sein, ein sogenanntes Miktionsprotokoll über zwei bis drei Wochen zu führen. So können Sie feststellen, welche Vermeidungsstrategien in welchem Umfang Ihre Probleme verschlimmern.

Blasentraining: Versuchen Sie, Schritt für Schritt, Ihr Haltevermögen auszudehnen. Das können am Anfang vielleicht nur wenige Momente sein, in der Nähe der Toilette, dann Minuten. Achten Sie auf Kleidung, die leicht auszuziehen ist. In der Fachliteratur wird die Erfolgsquote als sehr hoch eingeschätzt (Schickinger, 2014). Höher als eine rein medikamentöse Behandlung, die allerdings mit dem Haltetraining kombiniert werden kann. Gut wäre es, das Problem im engeren Umfeld anzusprechen, Notwendigkeiten und Wünsche zu artikulieren, damit andere wissen, wie sie helfen können.

Toilettentraining kann zu einem späteren Zeitpunkt Ihre Fortschritte unterstützen. Es hat zum Ziel, dass nicht mehr Ihre Blase und Ihre Vermeidungsreaktionen den Zeitpunkt der Entleerung bestimmen. Vielmehr legen Sie nach und nach die Zeiten selbst fest, z.B. im Abstand von zwei oder später auch drei Stunden. Unterstützt werden kann dies zeitweise durch *Medikamente*, z.B. durch Anticholinergika. Allerdings sollte dies nur über eine fachspezifische beziehungsweise Ärztliche Begleitung stattfinden. *Harntreibende Flüssigkeiten* wie Kaffee, Tee, Bier oder Mineralwasser sollten Sie am besten zu Hause und über den Tag verteilt trinken.

Schlüsselloch-Inkontinenz („latchkey incontinence") wird das Phänomen genannt, wenn man den Schlüssel in die Haustür steckt oder die Haustür in Sichtweite hat und dann ein starker Harndrang entsteht. Die Vorstellung, gleich auf der Toilette zu sein, löst eine ähnliche Reaktion aus wie ein laufender Wasserhahn. Das vegetative Nervensystem wird angeregt, die Blasenmuskulatur entspannt, und schon kann es – noch vor der Toilette – in die Hose gehen. Nun ist es nicht so, dass Mann oder Frau beim Anblick einer Haustür automatisch Harndrang verspüren oder die Blase nicht mehr kontrollieren können. Voraussetzung ist eine schwache, manchmal auch übervolle Blase.

Dieser Ablauf lässt sich folgendermaßen erklären: Es gibt den sogenannten Pawlow-Reflex. Man hält einem Hund ein Stück Wurst vor die Nase, gleichzeitig ertönt ein Klingelton. Die Wurst bewirkt, dass der Speichelreflex angeregt wird, und der Hund fängt automatisch an zu sabbern. Nach einigen Versuchen reicht es zu klingeln, ohne Wurst, und der Hund sabbert ebenfalls. Er ist nun konditioniert auf den Klingelton, genauer gesagt auf die Vorstellung, dass es etwas zu fressen gibt. Bei den Menschen mit Harndrang funktioniert das ähnlich. Hat man eine schwache Blase oder muss sehr dringend, löst der Anblick der Haustür beziehungsweise Die unbewusste Vorabreaktion, gleich auf der Toilette zu sein, einen ähnlichen Reflex aus, nur dass es dann die Harnblase betrifft. Und die fängt dann eben leider auch an zu sabbern. Dazu kann ein weiterer Faktor verstärkend hinzukommen. Bekanntlich kann man sich vor Angst in die Hose machen. Besonders Patienten mit einer Panikstörung haben mir das öfters berichtet. Kommt nun beim Schlüssel-Reflex bei manchen noch die Angst vor einem Malheur verstärkend hinzu, kann es schwierig sein, seine Blase oder den Darm zu kontrollieren.

Was können Sie dagegen tun?

Aufschubstrategien gegen den Blasendrang

Die folgenden Übungen sind geeignet, wenn Sie ganz dringend pinkeln müssen, zu Hause im Hof stehen und die Haustüre sehen, direkt vor der Haustüre irgendwo anders stehen, die Toilette sehen oder sich diese schon vorstellen.

Tipp 1. Fingerdruck gegen Blasendruck

Frauen drücken mit zwei Fingern auf die Klitoris, Männer mit zwei Fingern auf die Eichel des Penis. Dadurch entsteht eine Spannungszunahme in der Beckenbodenmuskulatur. Auch das Gesäß anspannen oder die Beine überkreuzen kann durch den mechanischen Druck auf die Klitoris die Harndrangsituation verzögern. Stellen Sie sich vor, dass Sie den Schließmuskelbereich einschnüren und nach oben pressen (Vorstellung „Lift"), bis der Drang weg ist.

Die folgenden drei Tipps sind speziell für Frauen.

Tipp 2. Bonbon lutschen

Der Beckenboden und der Mundboden hängen funktionell zusammen. Lutschende und saugende Bewegungen im vorderen Schneidezahnbereich oben und unten können auch den Harndrang aufheben.

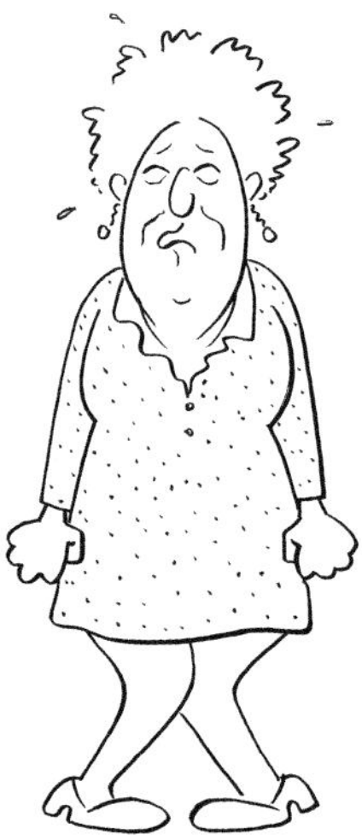

© Petra Kaster, Mannheim

Tipp 3. Das X-Bein

Stellen Sie sich mit gekreuzten Beinen, zusammengepressten Knien und etwas x-beinig hin, mit zusammengekniffenen Augen, Lippen und Mund wie beim Bonbonlutschen, geballten Fäusten und nach oben gedrückter Blasenmuskulatur (einschnüren), bis Sie wieder sicher sind.

Tipp 4. Tip, Tip, Tip. Schnelle Hilfe auf Zehenspitzen

Machen Sie im Stand auf den Zehenspitzen kleine Trippelschritte mit Fersendruck auf den Boden. Durch die Anspannung der Streckmuskulatur der Beine erhöht sich die Spannung im Beckenboden. Durch die Plantarflexion (Beugung des Fußes) wird für kurze Zeit der Harndrang aufgehoben.

Prostataprobleme: Die Prostata ist eine kleine Drüse, die sich um die Harnröhre schmiegt. Mit zunehmendem Alter vergrößert sie sich bei vielen Männern und führt dann zu Problemen beim Wasserlassen: Rückstau, Harntröpfeln. Eine unvollständig entleerte Blase und häufige Toilettengänge sind die Folge. Vielen könnte eine Operation helfen (Prostata wird „ausgeschält"). Kommt das nicht infrage, bleibt als Möglichkeit eine aufsaugende Vorlage, die sich dann verfestigt. So ist man dann z. B. bei längeren Autofahrten versorgt. Nach einer OP kommt es unter Umständen auch zu Inkontinenzproblemen. Hier kann auch Männern eine Beckenbodengymnastik (siehe weiter unten) beziehungsweise Gezielte Anleitung durch eine Physiotherapeutin helfen.

Medizinische Hilfen für Männer: Eine größere Operation mit hoher Erfolgsquote ist ein *künstlicher Schließmuskel* (artifizieller Sphinkter). Der künstliche Schließmuskel wird über eine hydraulische Pumpe im Hoden gesteuert, die je nach Bedarf bedient werden kann. Circa Nach acht Jahren muss sie ausgetauscht werden. Für Männer in sehr hohem Alter oder mit zahlreichen Vorerkrankungen muss abgeklärt werden, ob eine OP geeignet ist. Eine weitere Möglichkeit ist die *Schlingenimplantation.* Die Harnröhre wird im Dammbereich durch eine Schlinge angehoben und komprimiert. Bei dem sogenannten adjustierbaren Verfahren kann das Ganze dann nach einiger Zeit individuell angepasst werden. Geeignet ist diese OP insbesondere auch für Männer mit einer neurologischen Grunderkrankung, z. B. Parkinson.

Die Botoxinjektion ist ein kleiner ambulanter Eingriff (ca. 15 Minuten), bei dem Botox in die Blasenmuskulatur gespritzt wird. Das führt dann zu einer deutlichen Verbesserung beziehungsweise Beschwerdefreiheit der Blasenfunktion, z. B. auch bei Parkinsonpatienten. Der Eingriff wird von den Kassen bezahlt, muss aber alle neun bis zwölf Monate wiederholt werden.

Beckenbodengymnastik für Männer: Eine Übung ist z. B., sich vorzustellen, die Peniswurzel nach innen/oben zu ziehen. Das kann mit oder ohne Unterstützung der aufgelegten Hände im Dammbereich erfolgen. Dabei ist es hilfreich, die unter „Schlüsselloch-Inkontinenz" beschriebene Übung zur Unterstützung gleichzeitig mit durchzuführen.

Die Penisklemme für Männer ist eine leichte, individuell einstellbare Klemme, die verhindert, dass unbeabsichtigt Urin auslaufen kann. Die Klemme ist für den kurzfristigen Gebrauch (eine bis zwei Stunden) bestimmt, um sich in bestimmten Situationen wie Sport, Schwimmen, Spaziergängen, Autofahrten, Einkäufen abzusichern. Bei Bedarf wird sie geöffnet und man kann sich dann erleichtern. Die Penisklemme ist wohl tauglich, aber nicht ganz bequem.

Kondomurinale für Männer sind auch bei stärkerer Inkontinenz geeignet. Das Kondomurinal wird über den Penis gezogen und mit einem Auffangbeutel verbunden. Der Beutel wird am Ober- oder Unterschenkel befestigt und nach Gebrauch weggeworfen. Er eignet sich für längere Unternehmungen (z.B. Autofahrten, Kinobesuche, Spazieren und Wandern), nicht für sportliche Aktivitäten. Trotzdem: Im Vergleich zu möglicherweise zahlreichen Einlagen über den Tag verteilt, die vielleicht müffeln, ist das eine gute Alternative, die Außenaktivitäten ermöglicht.

Medizinische Hilfen für Frauen: Für Frauen, bei denen das Beckenbodentraining nicht hilft, gibt es verschiedene Möglichkeiten. Zum Beispiel kann eine Vaginalschlinge implantiert werden. Bei örtlicher Betäubung wird eine Schlinge um die Harnröhre gelegt, sodass beim Husten oder bei Belastungen kein Urin mehr abgeht. Je nach Verfahren dauert der Eingriff zwischen 30 und 60 Minuten und der Krankenhausaufenthalt einen Tag. Daneben gibt es noch weitere Verfahren, etwa eine minimalinvasive OP (Burch-Kolposuspension), bei der der Blasenhals angehoben und dann vernäht wird. Beide Verfahren haben eine hohe Erfolgsquote, vorausgesetzt, sie werden von erfahrenen Ärzten durchgeführt. Die Möglichkeit einer *Botoxinjektion* gibt es auch für Frauen.

Pessare: Bei Problemen nach einer Beckenboden-, Gebärmutter- oder Blasensenkung kann die Einführung eines Pessars helfen. Dadurch werden die Blase und die Harnröhre wieder gestützt. Das Verfahren hat eine hohe Erfolgsquote, ist aber nicht für alle Frauen geeignet. Es gibt verschiedene Formen und die Möglichkeit einer dauerhaften Einführung, oder aber das Pessar wird täglich selbst gewechselt. Je nach Problemlage berät Sie die Frauenärztin, welche Möglichkeit für Sie infrage kommt.

Pipinella ist ein trichterförmiger Becher speziell für Frauen (auch für Männer geeignet), der z. B. bei längeren Autofahrten, Staus oder auch im Wald benutzt werden kann. Sie sollten allerdings ein Kleid oder einen Rock tragen. Es gibt Einweg- und Mehrwegprodukte. Letztere können nach Gebrauch gereinigt und wieder benutzt werden. Daneben gibt es ähnliche Becher – für Frauen und Männer geeignet –, die mit Granulat gefüllt sind, ca. 800 ml Flüssigkeit aufnehmen können und sich dabei verfestigen (Travel John). Ein Mehrwegbecher und für Frauen gut geeignet ist die *Pipinette* (Bebo.com).

Kleidung: Männlein und Weiblein sollten eine Kleidung tragen, die im Bedarfsfall leicht gelöst werden kann. Also: keine Gürtel, sondern Gummizug, keine engen Hosen, keine Knöpfe, sondern Reiß- oder Klettverschlüsse, vielleicht nur dunkle Hosen in der Öffentlichkeit, falls es doch mal schiefgeht. Segelflughosen sind für Frauen und Männer geeignet und haben einen extra langen Reißverschluss im Schritt. Für Männer gibt es dazu Unterhosen mit einem Horizontaleingriff, damit kann z. B. bei einer Autofahrt alles recht einfach erledigt werden. Für Frauen gibt es spezielle Inkontinenzslips mit seitlichen Druckknöpfen, die sich leicht lösen lassen.

Hilfe bei einer Belastungsinkontinenz: Hier funktioniert der Schließmuskel nicht richtig. Beim Sport, körperlichen Belastungen, Lachen, Heben, Husten und Niesen geht unwillkürlich Urin ab. Über geeignete Vorlagen kann hier Vorsorge getroffen werden, bei sportlicher Betätigung sollten Ersatzvorlagen mitgenommen werden.

Tipp 1: Richtiges Husten. Beim Husten und Niesen Kopf nach oben und seitwärts, zum Himmel husten: Kopf nach oben rechts, linke Hand auf rechte Schulter – oder Kopf nach oben links, rechte Hand auf linke Schulter.

Tipp 2. Richtiges Niesen. So wie beim Husten Kopf nach hinten, als ob man in eine Parklücke einparken würde. Einen Ellenbogen nach oben und seitlich abwinkeln.
Weitere Verhinderungstechniken: Nasenrücken streichen. Unterhalb der Nase mit dem Fingernagel fest reindrücken. Mit der Zunge hinter die Schneidezähne oben an den Gaumen drücken.

Tipp 3. Richtiges Nasenputzen. Nur durch ein Nasenloch und mit ganz wenig Druck. Diese Tipps und die Tipps unter Schlüsselloch-Inkontinenz wurden mir freundlicherweise von Frau Margrit Hammer zur Verfügung gestellt.

Vaginaltampons speziell für Belastungsinkontinenz. Sie werden eingeführt während einer körperlichen oder sportlichen Aktivität. Dadurch wird die Harnröhre komprimiert und die Gefahr eines unwillkürlichen Abgangs von Urin gemindert (Hayder-Beichel, Kuno & Müller, 2012).

Umgang mit Sexualität: Von meinen Patienten und Patientinnen, die mit dem Problem einer Reizblase und Inkontinenz zu tun hatten, berichteten alle, sie fühlten sich kaum mehr attraktiv. Den Betroffenen, die in Partnerschaften lebten, erging es ähnlich, obwohl ihre Partner meist großes Verständnis hatten. Besonders bei einer Belastungsinkontinenz ist die Angst groß, dass Urin abgehen könnte. Was lässt sich tun? Leeren Sie vor dem Sex Ihre Blase, finden Sie eine Position, die nicht auf die Blase drückt. Eine wasserdichte oder aufsaugende Unterlage ist auch gut, damit Sie die Befürchtung an ein nasses Bett nicht ablenkt.

Wichtig zu wissen und zur Beruhigung: Bei Frauen befindet sich an beiden Seiten der Scheidenöffnung eine kleine Drüse (Bartholin-Drüse). Diese Drüsen schwellen bei Geschlechtsverkehr und Erregung an. Die Gefahr eines unwillkürlichen Abgangs von Urin wird dadurch erheblich gemindert. Punkt zwei: Jeder und jede weiß, dass beim Geschlechtsakt viel Nasses abgesondert wird, Scheidensekret und der Samenerguss des Mannes. Es scheint, als geriete dies bei Frauen mit Angst vor Inkontinenz in Vergessenheit.

Für Singles und die Partnersuche gilt: Vermutlich gibt es einige Menschen, die für Ihr Problem kein Verständnis haben und jemanden ohne dieses Problem attraktiver finden. Stellen Sie sich vor, Sie müssten womöglich mit einem Menschen zusammenleben, der für Ihr unverschuldetes Problem keinerlei Verständnis hat. Mir persönlich wäre das zuwider. Es würde im Verlauf der Partnerschaft unweigerlich zu Stress und psychischem Leid führen. Vermutlich gibt es viele Menschen, die verständnisvoll sind oder denen das völlig egal ist. Der- oder diejenige wird Sie lieben und ein paar Tropfen Urin im Bett überhaupt nicht bemerken. Diese Person sollten Sie als Partner vorziehen. Der oder die Einzige, die vielleicht gnadenlos mit Ihnen ist, sind vermutlich Sie selbst. Wenn Sie davor nur genauso viel Angst hätten wie bei anderen, wäre schon etwas gewonnen.

Beckenbodengymnastik: In zahlreichen Publikationen wird auf die Wirksamkeit einer Beckenbodengymnastik hingewiesen: „Aus meiner beruflichen Erfahrung kann ich sagen, dass einem Drittel aller Patientinnen schon nach wenigen Behandlungen geholfen werden kann ..., bei einem weiteren Drittel sieht man nach sechs bis zwölf Wochen, dass die Patienten wieder kontinenter werden", so die Fachärztin von der Heide (Gaub, 2021, S. 27f.). Dasselbe gilt auch für Männer etwa nach einer Prostata-OP. Besonders Frauen nach einer Geburt können damit einer Reizblase und Inkontinenzproblemen vorbeugen. Aber auch später ist es nicht zu spät. Allerdings sollte diese Gymnastik nur unter fachlicher Anleitung stattfinden, da frau und man einiges falsch machen kann. Lassen Sie sich am besten von Ihrer Frauenärztin beraten, in fast jeder Stadt werden Kurse unter fachlicher Anleitung angeboten. Für Männer mit ähnlichen Problemen, etwa nach einer Prostata-OP, werden Beckenbodenübungen oft im Rahmen einer Rehakur durchgeführt. Diese Übungen unterscheiden sich gänzlich von den Übungen der Frauen. Über die Arbeitsgemeinschaft Gynäkologie, Geburtshilfe, Urologie, Proktologie – AG GGUP können Sie Angebote, auch für Männer, von spezialisierten Physiotherapeutinnen in Erfahrung bringen.

Einlagen – peinlich? Besonders für Frauen ist es schambesetzt, dick auftragende Einlagen oder Windelhosen zu tragen. Möglichkeiten: bei kühlerem Wetter eine lange Strickweste tragen, bei warmem Wetter eine lange dunkle Bluse. Ein Appell an die Hersteller von Windelhosen: Es werden ja bereits perfekt aussehende BHs hergestellt, warum sollte das nicht auch bei Inkontinenzeinlagen möglich sein?

Hilfsmittel, Spezialvorlagen und -produkte aus dem Sanitätshaus und dort eine entsprechende Beratung können helfen. Viele der Betroffenen benutzen, vielleicht aus Scham und Bequemlichkeit, unzureichende Produkte und könnten es doch viel einfacher und sicherer haben. Professionelle aufsaugende Vorlagen wandeln den Urin in Gel um, sodass selbst unter Druck kaum Nässe durchdringen kann. Wenn Ihr

Arzt Ihnen Ihr Inkontinenzproblem bescheinigt und ein Rezept ausstellt, können die Kosten auch von Ihrer Kasse übernommen werden.

Ablauf einer Stunde Beckenbodengymnastik. Bericht einer Teilnehmerin

Vor der ersten Stunde bin ich etwas aufgeregt. Was erwartet mich dort, wird es peinlich, haben andere Frauen das gleiche Problem wie ich, mache ich mir bei den Übungen in die Hose? Der Kurs zur Beckenbodengymnastik findet in einem nüchternen Raum statt, für alle Teilnehmerinnen sind in einem Kreis Matten ausgelegt. Es sind zwölf Frauen da, zu meiner Überraschung nicht nur Ältere. Vier der Frauen sind ca. 30 Jahre alt, etwa acht Frauen wohl zwischen 40 und 55 Jahren und drei Frauen sind schon älter, vermutlich ab 70 Jahre. Beruflich kommen sie aus allen Bereichen, erzählt mir später die Kursleiterin. Ein Querschnitt durch die gesamte Gesellschaft. Bis auf eine Frau (Prävention) nehmen alle anderen Teilnehmerinnen aufgrund verschiedener Probleme mit Inkontinenz an dem Kurs teil. Die Leiterin, Frau Hammer, begrüßt die Frauen, und diese stellen sich kurz vor. Dann gibt es eine Einführung in die Anatomie und die Besonderheiten des Beckenbodens sowie die damit zusammenhängenden Organe und Muskelgruppen. Was passiert mit der Blase und dem Schließmuskel, wenn sich der Beckenboden senkt? Für mich war das alles völlig neu, unbekannt und spannend, ich glaube, den anderen Frauen ging das genauso. Dann werden erste Übungen demonstriert. Als wäre es das Normalste der Welt, führt sie zwei Finger zwischen den Schritt und presst sie an die Scheide. Und es wirkt bei ihr tatsächlich so natürlich und selbstverständlich, als würde sie die Funktion eines Schultergelenks erklären. Alle Frauen machen danach die gleiche Übung, um zu fühlen, was bei bestimmten Bewegungen passiert. Mein Eindruck: Keine ist peinlich berührt, alle machen mit. Durch die natürliche und selbstverständliche Art, wie die Leiterin die intimen Griffe und Vorgänge erklärt, kommt keinerlei Verlegenheit oder Scham auf.

Neu war für mich die Erkenntnis und Erfahrung, dass der gesamte Beckenbodenbereich auch mit anderen Körperregionen in einer engen Wechselbeziehung steht und beeinflussbar ist. Zum Beispiel, wenn die Augen fest zusammengepresst werden und der Mundboden nach oben

gedrückt wird („Bonbon lutschen"), lassen sich die Muskeln im Beckenbodenbereich viel deutlicher spüren und auch steuern. Dann gibt es einen kleinen Zwischenfall. Eine Frau muss dringend zur Toilette. Frau Hammer bittet sofort alle Teilnehmerinnen, die Übung „Schnelle Hilfe auf Zehenspitzen" zu machen: Alle stehen auf, trippeln mit den Zehenspitzen auf der Stelle und rufen „Tack, tack, tack". Durch die Anspannung bestimmter Muskelgruppen mindert sich der Dehnreiz der Blase, der Druck lässt nach. Und siehe da, der Harndrang bei der Teilnehmerin ist erst einmal verschwunden. Sie muss bis Ende der Stunde nicht aufs Klo und hält es auch bis nach Hause durch.
Besonders hilfreich waren für mich zahlreiche kleine Tipps und Tricks im Umgang mit der eigenen Blasenschwäche. Großes Erfolgserlebnis: Schon nach der ersten Übungsstunde habe ich es zum ersten Mal geschafft, mir beim Husten und Niesen nicht in die Hose zu pinkeln!

Toiletten und mögliche Gelegenheiten. Viel mehr, als man denkt

Vor Jahren führte ich bei Patienten, die unter einer Inkontinenzphobie litten, eine bestimmte Konfrontationsübung durch. Zunächst gingen wir einmal um den gesamten Häuserblock (ca. 250 Meter), um zu erkunden, welche Möglichkeiten zum Austreten es gab. Die Patienten sollten das zuerst selbst abschätzen und kamen in der Regel auf eine Möglichkeit (ein Restaurant, aber „peinlich"). Vier Arztpraxen wurden ausgeschlossen („zu peinlich"). Dann wurde – mit meiner Begleitung – die Konfrontationsübung durchgeführt: an Privatwohnungen klingeln und fragen (würde heute nicht mehr funktionieren, drei Treffer), nicht einsehbare Hauswinkel (drei Treffer), Arztpraxen (vier Treffer), Verkaufsläden (zwei Treffer), ein Gebüsch (ein Treffer), ein Restaurant (ein Treffer), ein Café (ein Treffer), also insgesamt 15 Möglichkeiten. Wenn da nur die Peinlichkeit nicht wäre!

Sie müssen solche Gelegenheiten nicht alle nutzen, das ist durchaus okay. Es kann Ihnen aber ermöglichen, wieder einzukaufen, Menschen zu besuchen, am Leben teilzunehmen. Daneben gibt es noch hilfreiche Apps, um sich vorab zu vergewissern, wo es Toiletten gibt („WC-Finder Deutschland", „www.lootogo.de", „Die nette Toilette"). Um es aber noch einmal zu verdeutlichen: Die tatsächlichen Möglichkeiten sind vielfältiger, als Sie denken: Arztpraxen, freundliche Ladenbesitzer, Supermärkte, Drogeriemärkte, Restaurants, Büchereien, öffentliche Ämter usw. Mut braucht es natürlich.

Für private Treffen gilt: Ersatzvorlagen, geruchssichere Beutel und gegebenenfalls auch Ersatzhosen mitnehmen. Nur nicht aus Angst zu Hause bleiben – die Wahrscheinlichkeit ist hoch, dass sich Ihr Problem und damit die Inkontinenz verstärkt. Und noch ein Rat: Es wäre hilfreich, sich vorher mit Ihren Freunden zu verständigen, wie Sie am besten vor Ort mit Ihrem Problem umgehen können. Vielleicht gibt es eine zweite Toilette, vielleicht können Sie heimlich in den Garten (falls eine Toilette besetzt ist), oder vielleicht lässt sich ein Pippinella in ein Zimmer stellen. Und, falls es zu schwierig wird und Sie sich eingepinkelt haben: Besprechen Sie mit den Gastgebern vorab, dass Sie heimlich verschwinden werden. Ohne Reden klärt sich das nicht und „zwingt“ Sie, zu Hause zu bleiben.

Kleine Geschichte aus einer Selbsthilfegruppe

Eine etwa fünfzigjährige Frau, die unter einer Blaseninkontinenz litt, war Mitglied eines Chors. Bei den Proben und Auftritten waren ihr Stuhl beziehungsweise Der Fußboden regelmäßig mit Urin bedeckt. Aus Unkenntnis hatte sie sich nur mit unzureichenden Vorlagen geschützt und aus Sparsamkeitsgründen diese auch noch entzweigeschnitten. Sie wurde vom Chor ausgeschlossen, suchte eine Selbsthilfegruppe auf und wurde dort über fachgerechte Vorlagen beraten. Heißt: medizinisch verordnete Vorlagen, die ohne Geruchsbelästigung bis zu einen Liter Flüssigkeit aufnehmen können. Problem gelöst, sie singt wieder, allerdings in einem anderen Chor. Fazit: Sowohl für die Frau als auch für den Chor hätte es bessere Lösungen gegeben.

Für alle Aktivitäten und Gespräche im Zusammenhang mit Ihren Problemen steht der offene und offensive Umgang mit anderen Menschen an oberster Stelle. Reden Sie mit unmittelbar Beteiligten über Ihr Problem. Was brauchen Sie (z.B. mal verschwinden und die Einlagen wechseln), wie können andere helfen? Offenheit befreit Sie von Angst und Rückzug.

13 Hilfen bei Darmschwäche: Prävention und Notfall

Erneut der Hinweis: Die aufgeführten Hilfen sind nicht für jeden und für jede Erkrankung passend. Der akute Schub einer entzündlichen Darmerkrankung wird nicht mit einer Beckenbodengymnastik zu beheben sein, während jemand mit einer Schließmuskelschwäche davon profitieren kann. Für Angehörige und Freunde gilt: Drängen Sie niemandem etwas auf. Für manche passt Ihr Vorschlag vielleicht, manche können und wollen ihn nicht – das ist völlig in Ordnung so. Auch die eigentliche Erkrankung ist nicht immer bekannt und/oder fachlich diagnostiziert. Mögliche Diäten oder Hilfsangebote gehen deshalb oft am Problem vorbei, auch wenn sie von Außenstehenden gut und fürsorglich gemeint sind.

Kontinenzzentren, Fachberatung und medizinische Hilfen: Hier gilt das Gleiche wie bei den reizenden Blasen: Es gibt zahlreiche Möglichkeiten für operative und medizinische Hilfen. Suchen Sie sich qualifizierte Beratung und gegebenenfalls Behandlung in einem spezialisierten Kontinenzzentrum, anstatt sich zu verstecken.

Beobachtungs- und Ernährungsprotokolle: Bei fast allen der hier beschriebenen Grunderkrankungen ist es sinnvoll, über einen Zeitraum von mehreren Wochen ein Beobachtungsprotokoll zu führen, in dem Sie Ihre Ernährung und Ihr psychisches Befinden im Zusammenhang mit Ihrem Stuhlgang und möglichen Inkontinenzereignissen notieren. Das gilt auch für ein nächtliches Malheur beziehungsweise Stuhlschmieren. Nur so können Sie herausfinden, was Ihnen hilft oder was Ihre Beschwerden verursacht. Die Zusammenhänge sind manchmal nicht ganz einfach zu erkennen, Symptome (Blähungen, Bauchrumpeln, Durchfälle) können oft zeitversetzt auftreten. Mir haben solche Protokolle sehr geholfen, und ich weiß inzwischen – meistens –, was ich essen muss, um einen erträglichen, einigermaßen geregelten Stuhlgang und Tagesablauf zu haben. Wichtig ist es, nicht nur die Ernährung zu protokollieren, sondern auch das psychische Befinden und *alle Situationen und Phasen, die besser oder gut waren,* auch für die Vergangenheit. Die Analyse der speziellen Bedingungen kann wertvolle Hinweise liefern, welche Lebensumstände und Faktoren für eine Minderung der Beschwerden oder sogar zu einer Symptomfreiheit führen können.

Ernährung: Dieses Thema kann sehr individuell und für jeden verschieden sein. Es gibt aber auch allgemeine Empfehlungen etwa für Reizdarmbeschwerden und entzündliche Darmerkrankungen. Besonders bei Reizdarm wird die sogenannte *FODMAP-Diät* empfohlen. FOODMAPs sind bestimmte fermentierbare Stoffe, die in fast allen Lebensmitteln enthalten sind. Bei besonders empfindlichen Menschen können sie im Dünndarm nur schlecht oder gar nicht resorbiert werden und gelangen so unverdaut in den Dickdarm, wo sie von Bakterien fermentiert werden. Das verursacht dann Blähungen, Durchfälle, einen Reizdarm. Die FODMAP-Diät besteht darin, Lebensmittel, die reich an FODMAPs sind, über einen begrenzten Zeitraum wegzulassen. Danach werden sie sukzessive, je nach Verträglichkeit, wieder eingeführt (Wilhelmi, 2019).

Daneben werden in der einschlägigen Literatur viele Dutzend Nahrungsergänzungsmittel, Pro- und Präbiotika empfohlen, oder man solle dieses oder jenes weglassen. Ich habe daran große Zweifel – außer, Sie leiden unter einer chronischen Erkrankung wie Colitis oder Morbus Crohn, die zu Mangelerscheinungen führt (z. B. Vitamin B12 und Vitamin D). Meine Empfehlung: Am besten Sie finden selbst heraus, was Ihnen hilft und was nicht (Beobachtungsprotokoll, eigene Erfahrungen). Ich selbst habe eine Allergie gegen Beifuß, Pfeffer und fast alle Gewürze sowie die damit verbundenen Kreuzallergene. Wenn ich den Ratschlägen in Büchern und im Internet folgen würde, die genau diese Gewürze und Gemüsesorten empfehlen, wäre ich im Dauerschub.

Für Menschen mit einer entzündlichen Darmerkrankung: Vor Kurzem habe ich die Sendung „Die Ernährungsdocs“ gesehen. Dort konnten die Symptome eines jungen Patienten sehr deutlich gebessert werden. Zudem nahm er innerhalb eines halben Jahres um 4 kg zu. Muss auch nicht jedem helfen, aber es gab einige interessante Anregungen.

Rezepte und Erläuterungen zum Thema Colitis finden Sie unter https://www.ndr.de/fernsehen/sendungen/die-ernaehrungsdocs/index.html. Für Menschen mit einer entzündlichen Darmerkrankung wird die sogenannte Nordische (Wikinger-)Diät empfohlen.

Neben der Ernährung und anderen Faktoren soll an dieser Stelle erneut auf psychische Belastungen und anhaltenden Stress hingewiesen werden, die – meist nicht bewusst – eine wichtige Rolle spielen können. Jeder und jede kann für sich selbst herausfinden, eben über ein Beobachtungsprotokoll, welche Nahrungsmittel verträglich sind und welche Faktoren (z. B. Stress, Psyche) eine Rolle spielen.

Eine sogenannte Weglassdiät ist auch möglich, aber etwas schwierig. Das heißt, es werden nur wenige Lebensmittel weggelassen und dann schrittweise wieder eingeführt, von denen man annimmt, dass sie verträglich sind. Ich selbst habe es manchmal auch anders herum ausprobiert, ob ich auf etwas stark reagiere. Zum Beispiel Gerichte, die Pfeffer oder Gewürze enthalten, Tomaten, Fertigkuchen aus dem Supermarkt, Mandeln und Nüsse, leider auch Schokolade. Danach gehts mir zwei, drei Tage schlecht, aber ich weiß dann, woran ich bin. Oder das Essen schmeckt einfach mal wieder toll, und hinterher muss ich zwei Tage leiden. Wie gesagt: Das gilt nur für mich.

Verhaltenstherapie: Besonders für Menschen mit Reizdarmbeschwerden, aber auch bei entzündlichen Darmerkrankungen, kann eine Verhaltenstherapie hilfreich sein. Nicht nur, um ursächliche und verstärkende Faktoren verändern zu können, sondern auch, um die Belastung durch diese Erkrankungen und die Not der Betroffenen zu lindern.

Kauen, Kauen und Kauen, etwa zwanzig- bis dreißigmal jeden Bissen oder mindestens so lange, bis ein flüssiger Nahrungsbrei im Mund entstanden ist. Besonders Menschen mit einer entzündlichen Darmerkrankung oder einem Reizdarmsyndrom profitieren davon, da das Essen durch entsprechende Enzyme im Speichel vorverdaut wird.

Flohsamen können bei Durchfällen helfen, etwa bei einer entzündlichen Darmerkrankung oder einem Reizdarmsyndrom. Der Stuhl quillt auf, wird voluminöser und dickt sich ein. Ein Esslöffel pro Tasse mit reichlich Wasser ein- bis zweimal pro Tag genügt. Wichtig zu beachten:

Die Flohsamen nicht in der Tasse quellen lassen, sondern anrühren und sofort schlucken/trinken. Dann können sie ihre wasserabsorbierende Wirkung im Darm entfalten.

Fettverdauung: Manche Menschen reagieren auf fettreiches Essen (Sahne, Butter, fettes Fleisch, Öl) mit anhaltenden Durchfällen, z. B. bei einer Fettverdauungsstörung der Bauchspeicheldrüse. Das lässt sich erst dann regeln, wenn es festgestellt wird, etwa über ein Ernährungsprotokoll.

Bett, Schlafen: Besonders ältere Menschen können nachts unter ungewolltem Stuhlabgang leiden, oft als Schmiere in der Vorlage oder in der Unterhose. Dieses Problem kann nach Operationen eintreten, z. B. einer Teilentfernung des Darmes. Auch hier gibt es einige Möglichkeiten, wie Sie dieses Problem mindern oder sogar beheben können. Selbstverständlich sollte cin dichter Überzug über dem Laken, eine nächtliche Einlage und/oder entsprechende Windelhose vorhanden sein. Ist die Toilette weit entfernt und sind die Betroffenen nicht mehr so mobil, kann auch ein Toilettenstuhl hilfreich sein. Allerdings merken viele den „Abgang“ im Schlaf nicht, da nützt auch eine mobile Toilettenhilfe nichts. Es gibt aber noch andere Ansätze. Meistens tritt dieses Malheur eher unregelmäßig auf, das heißt, es gibt auch viele oder sogar überwiegend Nächte, wo gar nichts passiert. Hier kann wieder das Beobachtungsprotokoll helfen, in dem verschiedene Punkte erfasst werden, z. B. Ernährung, Bewegung, psychische Belastungsfaktoren, gute Nächte, Kacknächte. Über eine Änderung dieser Faktoren kann dann möglicherweise das Problem verbessert oder behoben werden. Falls das alles nichts nützt: Eine fachgerechte Behandlung in einem Kontinenzzentrum könnte ebenfalls helfen, wird aber leider selten in Anspruch genommen. Dann muss man morgens eben putzen und reinigen.

Sexualität: Hier gibt es Unterschiede im Vergleich zu Menschen mit einer Harninkontinenz. Dass es während des Verkehrs ein Malheur geben könnte, ist bei Darmschwäche weniger wahrscheinlich. Dass Sie aber plötzlich mittendrin dringend auf die Toilette müssen, kann schon passieren. Reden Sie vorher offen mit Ihrem Partner/Ihrer Partnerin darüber. Ansonsten gilt, was Ihre Attraktivität betrifft, das Gleiche, wie oben bei der Harninkontinenz beschrieben.

Hilfen vor Reisen, Spaziergängen, sozialen Kontakten: Wenn Sie sich vor bestimmten Unternehmungen, Kontakten oder Untersuchungen sicher fühlen wollen, gibt es auch dafür einige Möglichkeiten zur Prävention. Sie können zuvor ein Abführzäpfchen (z.B. Lecicarbon) einführen oder einen Minieinlauf (z.B. Microlax), dann ist erst mal alles raus. Komplizierter ist die sogenannte transanale Irrigation, weniger vornehm heißt das Einlauf. Den gibt es auch in handlicher und kleiner Form. Bevor Sie eine Unternehmung starten, sollten Sie ausprobieren, wie und ob die verschiedenen Varianten bei Ihnen wirken. Vor dem Verlassen der Wohnung können Sie noch eine Loperamid-Tablette nehmen; das stopft und hält etwa vier bis sechs Stunden. Auch hier wieder der Warnhinweis: Funktioniert nicht bei allen und sollte keine Dauermedikation sein. Am besten, Sie sprechen das mit Ihrem Arzt ab und probieren es aus.

Toiletten und mögliche Gelegenheiten: Es gibt mehr Möglichkeiten, als Sie denken. Eine gute Übung wäre es, das selbst in Erfahrung zu bringen, im eigenen oder in benachbarten Orten. Allerdings ist es für Menschen mit einer Darmerkrankung beziehungsweise Stuhlinkontinenz manchmal schwierig, sich auf fremde Toiletten zu begeben, egal ob bei Freunden oder in einer Arztpraxis. Es kann doofe, unangenehme Geräusche geben, manchmal kann es fürchterlich stinken, manche Sitzung dauert lange, und manchmal ist schon alles in der Hose. Mit Freunden und im engeren sozialen Umfeld sollten Sie reden; es finden sich oft großes Verständnis und überraschende Lösungen. Gegebenenfalls sollten die anderen wissen, dass Sie vielleicht plötzlich verschwinden und nach Hause müssen. Alles ist besser, als sich zurückzuziehen und unter Einsamkeit beziehungsweise Depressionen zu leiden. Weiter unten sind zusätzliche Hilfsmöglichkeiten aufgeführt, die keine offene Kommunikation erfordern. Auch hier gilt: Diese Hilfen funktionieren nicht bei jedem und bei jeder Erkrankung.

Analtampons: Diese können für einen kurzfristigen, zwei- bis dreistündigen Verschluss sorgen. Informationen dazu finden Sie unter diesem Stichwort im Internet. Trotzdem sollten Sie eine mögliche Anwendung mit Ihrem Arzt absprechen, z.B. wenn Ihr Darm entzündet ist.

Spezielle Vorlagen, Pants: Lassen Sie sich in einem Sanitätsgeschäft beraten. Es gibt auslaufsichere Produkte, z. B. Fixierhöschen + große Vorlage, geruchssichere nach meinem Wissen noch nicht.

Kleidung: Hier gilt das Gleiche, wie im Kapitel über Blasenschwäche beschrieben: Tragen Sie Kleidung, die im Bedarfsfall leicht gelöst werden kann, kein Gürtel, sondern Gummizug, keine engen Hosen, keine Knöpfe, sondern Reiß- oder Klettverschlüsse, vielleicht nur dunkle Hosen in der Öffentlichkeit. *Segelflughosen* sind für Frauen und Männer geeignet und haben einen extra langen Reißverschluss im Schritt. Bei einer Autofahrt (Stau, Parkplatz) kann dann das Geschäft gegebenenfalls im Auto erledigt werden. Dafür muss das passende Behältnis vorhanden sein, z. B. Einwegbettpfannen.

Stoma, künstlicher Darmausgang: Menschen mit einer langjährigen entzündlichen Darmerkrankung sollten – aufgrund des erhöhten Krebsrisikos – auch über einen künstlichen Darmausgang nachdenken und sich mit Ihrem Facharzt beraten. Diese Lösung kann mehr Freiheit schenken, als zu Hause zu hocken, geplagt von ständigen blutigen Durchfällen. Sogar Schwimmen ist damit möglich.

Notfalltasche und Utensilien für längere Autofahrten und Reisen: Um für Notfälle (Kleiderwechsel, Duschen) unterwegs gerüstet zu sein, könnten folgende Sachen dabei sein:

- Wechselkleidung,
- Extraeinlagen und spezielle Höschen,
- mehrere Einmal-Waschlappen,
- Klopapier,
- Küchenpapier,
- Einmal-Handschuhe,
- kleine Flasche Desinfektionsspray,
- Lappen für den Boden,
- Handtücher und Duschgel,
- geruchssichere Beutel zum Verpacken verschmutzter Wäsche,
- Feuchttücher,
- eine Flasche oder einen Kanister Wasser (bei Autofahrten).

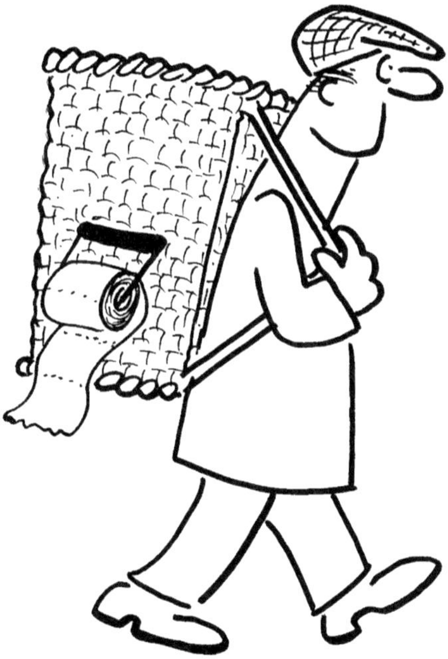

© Petra Kaster, Mannheim

Mobile Toilette für Autofahrten: Diese mobile Toilette kann sehr leicht transportiert werden. Stellen Sie sie in einem Wald oder einem Gebüsch an einer Abfahrt neben einem kleinen oder größeren Baum auf, damit Sie sich wieder hochziehen können (für ältere Menschen). Die Hinterlassenschaft fällt in einen kleinen Sack und kann dann entsorgt werden. Damit bieten sich auf jeder Fahrt, ob Landstraße oder Autobahn, zahlreiche Möglichkeiten, im Notfall sein Geschäft verrichten zu können.

Duschgelegenheiten: Hier gilt ein ähnliches Prinzip wie bei den Toiletten beziehungsweise den potenziellen Gelegenheiten zum Austreten: Es gibt mehr Möglichkeiten, als man denkt. Zunächst die privaten: Dort, wo ich bei größeren Entfernungen einen Besuch machen will, muss ich natürlich vorab klären, ob ich mit vollgemachten Hosen duschen und mich säubern kann – Thema offene Kommunikation. Das war aber bislang bei keinem meiner Freunde oder meiner Verwandtschaft ein Problem. Alle waren verständnisvoll und hilfsbereit, notfalls könnte ich immer nach Hause fahren. Nur kein Rückzug, nur kein Verschweigen und Verstecken! Bitte beachten Sie beim Duschen (zu Hause und bei anderen): Gleich mit den verschmutzten Sachen in die Dusche steigen und dort alles ablegen beziehungsweise eintüten. Sonst müssen Sie vielleicht noch den Boden, einen Teppich und die Toilette reinigen.

Neben den privaten Gelegenheiten ergeben sich bei längeren Fahrten mit dem Auto aber auch noch andere Möglichkeiten. An fast allen Autobahnraststätten gibt es Duschgelegenheiten für Fernfahrer, die Sie natürlich auch benutzen können. In fast jeder kleineren und größeren Stadt gibt es Schwimmbäder mit Duschen. Am Eingang wird sicherlich nicht die Füllmenge Ihrer Unterhose kontrolliert. Sie können im Auto einen größeren Kanister mit Wasser + eine kleine Wanne mitnehmen und sich unterwegs in einem Waldstück säubern. Natürlich können Sie auch jederzeit umdrehen und wieder nach Hause fahren, das ist kein Beinbruch. Besser, Sie versuchen es immer wieder, hoffentlich meist erfolgreich, als unglücklich in der Wohnung zu hocken.

Arztbesuche: Behandlungs- und Untersuchungstermine

Erinnern Sie sich an die Geschichte in Kapitel 10? Ein offener Umgang mit Ihrer Erkrankung kann Ihnen viele Probleme ersparen, und Sie müssten zukünftig keine Arztbesuche mehr vermeiden, um sich ja keiner peinlichen Situation auszusetzen. Wie schon beschrieben, habe ich selbst fast ausschließlich positive Erfahrungen mit einer offenen Kommunikation gemacht. Selten gab es abweisende Reaktionen, und die waren auf den Arbeitsstress der medizinischen Mitarbeiter zurückzuführen. Sich dauerhaft zu isolieren und seine Gesundheit zu schädigen, weil das einmal pro Jahr vorkommen kann, ist nicht sehr schlau.

Medikamente: Loperamid ist kurzfristig geeignet für Unternehmungen, Ausflüge, Geburtstage usw. Manche Ärzte empfehlen es als Langzeitmedikation. Ich persönlich würde das anzweifeln. Am besten, Sie sprechen das mit Ihrem Facharzt ab.

Beckenbodengymnastik: Es gibt spezielle Beschreibungen und auch Kursangebote für Beckenbodengymnastik bei Darminkontinenz. Die

Übungen sind schwierig zu lernen und sollten nur unter fachkundiger Anleitung erfolgen. Vielleicht wohnen Sie in der Nähe eines Kontinenzzentrums, dort können Sie sich erkundigen oder sich telefonisch beraten lassen. Daneben gibt es Physiotherapeutinnen, die speziell für dieses Thema geschult sind (Therapeutenliste im Internet z. B. Bebo). Hier drei kleine Übungen zur Kräftigung des Afterschließmuskels:

Übung 1. Mit dem After picken: „Gedanklich auf einigen Kirschsteinen sitzend, stellst du dir nun vor, dass du einen Kirschstein mit dem Afterschließmuskel aufpickst und festhältst. Versuche, diesen wellenförmig in dich hinein zu ziehen ... dann langsam den Kirschstein wieder loslassen. Entspanne den After ganz bewusst, atme tief ein und aus und lockere den Kiefer“ (Seleger, Krucker, Keller & Trinkler, 2012, S. 47).

Übung 2. Aufzug fahren: „Stelle dir vor, dass bei deinem Aftereingang ein Aufzug bereit steht. Du möchtest in den ersten Stock fahren. Langsam den Afterschließmuskel nach oben ziehen kurz anhalten und dann weiter in den zweiten Stock. Wieder eine kurze Pause, in der du die Spannung nicht loslässt. Und ab in den dritten Stock! Zum Hinunterfahren die Spannung langsam ganz loslassen, ohne zu drücken oder zu pressen. Tief atmen, seufzen und dich strecken“ (Seleger et al., 2012, S. 47).

Übung 3 Hoden im Eiswasser: Stellen Sie sich vor, „in einem Becken mit eiskaltem Wasser zu stehen und zu versuchen, Ihre Eier anzuheben, um den Kälteschock zu vermeiden. Ich habe noch keinen einzigen Mann getroffen, der diese Übung kannte“ (Brett, 2021, S. 297).

Biofeedback: Die End- und Dickdarmpraxis Sindelfingen empfiehlt folgende Übung: „Kneifübungen sind der erste Schritt zur Kräftigung des Schließmuskels: Sie sollten 3–4-mal täglich für 10 Minuten den After (nicht die Pobacken) bewusst zusammenziehen (... dabei bis zehn zählen) und wieder locker lassen (... 20 Sekunden). Machen Sie ein Ritual daraus, z. B. beim Zeitungslesen oder der Tagesschau ... diese Übung durchzuführen.“ (End- und Dickdarmpraxis Sindelfingen, www.end-und-dickdarmpraxis.de/therapie/konservative-therapie/stuhlinkontinenz/). Weiterhin werden Biofeedbackverfahren empfohlen (siehe Website), die aber für den Alltagsgebrauch weniger geeignet sind.

Schlüsselloch-Inkontinenz: Wie bei der Reizblase kann die Nähe einer Toilette und auch nur die Vorstellung davon im Darm eine ähnliche Reaktion auslösen: Das vegetative Nervensystem wird angeregt. Die Darmmuskulatur entspannt sich, und schon geht es – noch vor der Haustüre – in die Hose. Die Erklärung dafür finden Sie im Kapitel 12. Auch hier können Sie gegensteuern. Die Übung ist etwas anders wie bei starkem Harndrang:

Aufschubstrategie bei starkem Stuhldrang

Stellen Sie sich hin. Pressen Sie Beine und die Knie fest zusammen – leicht x-beinig, Augen ebenfalls zusammenpressen, Lippen Mund und Zunge wie beim Bonbonlutschen, Fäuste geballt, Pobacken zusammenkneifen, Richtung nach oben (Schließmuskel einschnüren). Drücken Sie dabei Ihre Fersen so fest Sie können auf den Boden. Bleiben Sie in dieser Stellung kurze Zeit, bis der Drang hoffentlich weg ist.

Alles läuft raus – stinkende Katastrophe: Kaffeetrinken. Anwesend sind Enkel, der gebrechliche Opa Herr L. und Frau W., die Tochter. Herr L. hat Probleme mit einer Blasenschwäche, kommt aber gut damit zurecht. Die Enkel haben einen Möhrenkuchen gebacken, mit zahlreichen „gesunden" Zutaten. Nach einer halben Stunde muss Herr L. dringend auf die Toilette, kann es aber nicht mehr halten. Es kommt eine Riesenportion dünner breiiger Stuhlgang, verteilt sich auf dem Flur und in der Toilette, spritzt gegen die Wand, alles stinkt fürchterlich. Zuvor hatte Herr L. nie ein Problem mit dem Stuhlgang. Er ist tief beschämt, Frau W. putzt wütend und mit starken Ekelgefühlen alles auf. Herr L., wieder zu Hause, beschließt, zukünftig nicht mehr aus dem Haus zu gehen, hat heftige Schuldgefühle und schämt sich zutiefst.

Was hätte man tun können? Wichtig wäre es, herauszufinden, welche „gesunde" Zutat dieses Malheur verursacht hat, um zukünftige Vorfälle zu vermeiden. Vermutlich werden weiterhin große Ängste bestehen, aber selbst bei einer dauerhaften Stuhlinkontinenz kann gut vorgebeugt werden. Zum Schutz bei sozialen Kontakten und Außenaktivitäten könnte er sogenannte Fixierhosen mit entsprechenden Einlagen tragen. Diese Höschen schließen dicht ab, nichts kann rauslaufen. Er könnte für diese begrenzte Zeitdauer passende Analtampons einführen. Herr L. hat, außer seiner Gebrechlichkeit, noch verschiedene andere Erkrankungen, aber keine anerkannte Pflegestufe. Darüber wäre es möglich, einen Putzdienst zu beantragen oder bei Problemen mit Inkontinenz Pflegekräfte zur Hilfe zu bekommen. Eine weitergehende Analyse würde möglicherweise offenbaren, dass die Wut und die starken Ekelgefühle mit früheren Erfahrungen und vor allem mit den daraus folgenden Grund- und Verhaltensmustern zu tun haben. Das heißt, die Reaktionen von Angehörigen oder Pflegekräften sind oft nur vordergründig und nur scheinbar auf die Inkontinenz gerichtet.

Verhaltenstherapie kann für fast alle Betroffenen hilfreich sein, da – wie schon mehrfach erwähnt – die Symptome einer Darmschwäche und damit die Inkontinenz sehr stark von Ihrer Befindlichkeit, Ihrer Angst und Ihrer Lebenssituation abhängig sind. Dort lässt sich auch klären, ob Sie vielleicht unter einer speziellen Phobie leiden. Die Therapie sollte und muss nicht ausschließlich auf Konfrontationsübungen ausgerichtet sein. Es ist oft hilfreicher, wenn sich die gesamte Lebenssituation positiv und wesentlich verändert. Eine neue Liebe, ein neues und tolles Arbeitsumfeld – das bessert nicht nur das Befinden, sondern kann auch ein langjähriges Reizdarmsyndrom oder eine entzündliche Darmerkrankung heilen.

Internet: Im Internet können Sie zahlreiche Adressen von Selbsthilfegruppen zu den verschiedenen Erkrankungen und zum Thema Inkontinenz finden. Auch auf der Seite der Deutschen Kontinenz Gesellschaft gibt es Selbsthilfeangebote.

Das Rundum-Sicherheitspaket bei Darmschwäche

Es gibt Möglichkeiten, wie Sie sicher und problemlos soziale Kontakte, kleinere Reisen oder Außenaktivitäten wahrnehmen können. Die entsprechenden Maßnahmen können zudem bewirken, dass Sie wieder einen geregelten Stuhlgang haben:

- Sorgen Sie dafür, dass bis morgens abgeführt ist, entweder über ein mildes Abführmittel oder über ein kleines Handklistier – Ihr Apotheker kann Sie beraten. Diese Prozedur sollten Sie über mehrere Tage gege-

benenfalls bis zu zwei bis drei Wochen durchführen. Es schützt Sie nicht nur für den jeweiligen Tag, sondern erzieht im Sinne eines Toilettentrainings Ihren Darm, sich zu geregelten Zeiten zu entleeren.
- Sie sollten, weder zu Hause noch woanders, Nahrungsmittel zu sich nehmen, die Sie nicht kennen oder die eine ungünstige Wirkung haben. Essen und trinken Sie morgens, unterwegs oder bei Freunden nichts, was Ihren Darm anregen könnte. Besser wäre, Essen und Trinken von zu Hause mitzunehmen.
- Als einen weiteren Schutz können Sie Fixierhöschen (nichts kann rauslaufen) anziehen mit einer besonders großen Vorlage. Lassen Sie sich vorher im Sanitätshaus Proben geben.
- Falls Sie sich nun immer noch nicht sicher genug fühlen, ist kurzzeitig (zwei bis drei Stunden) die Einführung eines Analtampons möglich.
- Wem das immer noch nicht reicht, kann zusätzlich an diesem Tag Loperamid nehmen. Vorher ausprobieren, die Wirkung ist individuell verschieden. Ausnahmen sind Darminfektionen oder der akute Schub einer entzündlichen Darmerkrankung. Eine ärztliche Absprache ist notwendig.

Vielleicht haben Sie es selbst gemerkt: Das alles ist eine nicht erforderliche Mehrfachabsicherung. Wenn man allerdings unter Inkontinenz leidet oder sie befürchtet, darf das so sein.

Teil V
Praktische Umsetzung und weitere Lösungen

14 Ausflüge, Einkäufe, Ärzte, soziale Kontakte, öffentliche Verkehrsmittel

In diesem Kapitel finden Sie ausführliche Beispiele, wie Sie die in den letzten Kapiteln beschriebenen Hilfen praktisch umsetzen können – allerdings unter der Voraussetzung und mit dem Schwerpunkt einer offenen Kommunikation.

Die Devise ist: oben offen, unten (beinahe) dicht!

Für die Betroffenen, die das aus guten Gründen nicht möchten und nicht können, bleiben weitere der hier im Buch beschriebenen Hilfen, um auch größere Ausflüge oder sonstige Aktivitäten zu realisieren. Im Bedarfsfall kann man mit dem Auto, einem Taxi und einer guten Ausrede immer noch schnell nach Hause kommen. Noch einmal: Das Wichtigste ist, weiter oder wieder am Leben teilzunehmen.

Offene Kommunikation und praktische Prävention vor einer langen Autofahrt

Für dieses Buch habe ich zahlreiche Menschen interviewt. Der Teilnehmer einer Selbsthilfegruppe (Morbus Crohn) erzählte mir folgende Geschichte auf die Frage, was ihm geholfen habe:
Vor einem Jahr fühlte er sich aufgrund seiner Darmerkrankung sehr eingeschränkt. Sein Radius mit dem Auto betrug ca. 15 km, meistens zu Terminen bei seinem Hausarzt oder zu Fachärzten. Auch Einkaufen war schwierig und meistens nur unter großer Anspannung möglich. Eines Tages erhielt er die Nachricht, eine gute Freundin sei sehr schwer erkrankt. Er wollte sie unbedingt besuchen, befürchtete, es könnte das letzte Mal sein. Das vermeintlich unüberwindbare Problem: Diese Freundin wohnte 200 km weit entfernt. Freunde, die sein Problem kannten, bat er zunächst um Hilfe, die Bereitschaft war groß. Das Angebot, zu viert in einem Auto

zu fahren, lehnte er dann aber doch dankend ab. Es hätte für ihn bedeutet, den anderen vielleicht ein Stinkerchen zuzumuten, das müsse nicht unbedingt sein. Er fuhr dann allein mit seiner Partnerin. Vor der Fahrt wurden noch alle Eventualitäten abgesprochen. Er vergewisserte sich, wo er im Bedarfsfall unterwegs hätte duschen können, unter anderem bei Bekannten auf halber Strecke. Auch das traf auf großes Verständnis. Eventualitäten wurden zuvor erkundet, mögliche Ausfahrten (Wald, Gebüsch) und Raststätten. Eine Umkehr/Heimfahrt war ebenfalls abgesprochen und eingeplant. „Alles hat wunderbar geklappt, ohne Malheur." Durch diesen Besuch sei sehr viel Mut und Hoffnung zurückgeblieben. „Andere Menschen haben mehr Verständnis und Hilfsbereitschaft, als ich mir vorstellen konnte. Ich habe gelernt, dass ich mich viel zu sehr eingeschränkt habe, und freue mich jetzt auf größere Fahrten." Vor Kurzem hatte er einen weit entfernten Termin in einer Klinik. Auch dort brachte man ihm Verständnis entgegen und das Angebot, dort duschen zu können. Ohne eine offene Kommunikation wären solche Aktivitäten nur schwer oder gar nicht möglich.

Nun sitzt er nicht mehr nur zu Hause, sondern nimmt – soweit das möglich ist – am Leben teil, besucht Freunde, macht Ausflüge, Spaziergänge und ist öfters draußen.

Anmerkung von mir: Er hat sich die Fahrt zu der Freundin etwas zu schwer gemacht. Vorher hätte er abführen, Loperamid nehmen und für den Notfall Analtampons benutzen können. Das hätte noch mehr Sicherheit gebracht, trotz offener Kommunikation.

Wie schon ausgeführt, brauchen Sie anderen Menschen nicht unbedingt eine mögliche Inkontinenz „auf die Nase zu binden". Gut für Ihr Seelenheil und gegen Ihre Ängste wäre es aber, wenn Sie mitteilten, dass Sie eine schwache Blase oder einen Infekt haben und öfters und schnell aufs Klo müssen. Und Sie sollten rechtzeitig mitteilen, wo und bei welchen Gelegenheiten das sein könnte: Tankstellen, Restaurants, Waldstücke, Autobahnabfahrten, Gebüsche, Supermärkte. Wichtig: Nehmen Sie immer die Spezialvorlagen, Reinigungstücher und geruchssichere Beutel mit, gegebenenfalls auch ein Ersatzhöschen.

Übrigens: Manche Menschen scheuen sich sogar mitzuteilen, dass sie auf die Toilette müssen. Dort lassen sie Wasser laufen, um so zu tun, als würden sie sich waschen. Wenn sie nun noch eine schwache Blase haben, wird es schwierig mit dem Verstecken und dem Verschweigen.

Das folgende Beispiel zeigt eine offene, offensive Kommunikation und die gelungene Durchsetzung der eigenen (dringenden) Bedürfnisse:

Eine lange Busfahrt mit Harndrang bei einer Prostataverengung

Ein Bekannter von mir war mit seiner Partnerin im Urlaub in Italien. Sie machten eine Busfahrt zu einem hoch gelegenen Aussichtspunkt. Aufgrund seiner Prostataprobleme verspürte er plötzlich einen starken Druck und wusste, es geht bald in die Hose. Er ging zum Busfahrer und bat ihn, kurz neben einem Gebüsch anzuhalten. Dazu war der Busfahrer auch nach mehrmaliger Bitte nicht bereit. Mein Bekannter kündigte an, auf die Ausgangstreppe des Busses zu pinkeln. Daraufhin hielt der Busfahrer an. Seine Partnerin unterstützte ihn während dieser Diskussion.

Ich finde, er hat das richtig gut gemacht. Ich bin sicher, andere Busfahrer hätten verständnisvoller und hilfsbereiter reagiert. Natürlich ist es nicht jedem gegeben oder möglich, sich so zu verhalten wie mein Bekannter, und das ist okay so. Das Problem hätte man auch noch auf andere Art und Weise lösen können: Er hätte eine geeignete Vorlage tragen können (aufsaugend mit Gelschutz). So hätte er notfalls einpinkeln können, sich an der nächsten passenden Stelle gesäubert und eine neue Vorlage genommen. Die geschilderte Variante war trotzdem gut. Seine Bedürfnisse offen zu äußern und durchzusetzen ist hilfreich, für die Psyche und den Druck auf die Blase. Wichtig ist, mit seinen Begleitern Absprachen zu treffen, falls es unterwegs zu Problemen kommen sollte.

Eine offene Kommunikation bedeutet nicht, dass Sie allen mitteilen, Sie machten sich manchmal in Hose oder müssten Spezialvorlagen tragen. Es reicht, wenn Sie sagen, dass Sie eine schwache Blase haben, öfters aufs Klo müssen und was Sie dann brauchen. Manche Menschen werden vielleicht lächeln, aber Verständnis haben und auf Ihre Wünsche eingehen. Wichtig: Nehmen Sie immer die Spezialvorlagen, Reinigungstücher und geruchssichere Beutel mit. Und natürlich gibt es noch einige weitere Möglichkeiten, z. B. die Telefonnummern von Taxiunternehmen parat zu haben, um im Notfall nach Hause zu kommen. In modernen Reisebussen gibt es separate Toiletten – einfach vorher nachfragen. Eine Variante, die ich bevorzuge: Ich fahre überhaupt nicht mit dem Bus. Ich fahre auch nicht mit der Achterbahn. Meine Freude am Leben schränkt das nicht ein. Es gibt sicher viele Menschen, die das gerne tun. Wenn man aber älter wird oder aufgrund einer Erkrankung eingeschränkt ist, muss man – manchmal schmerzhaft – lernen, Einschränkungen zu akzeptieren. Wenn nicht, hat man, wie schon erwähnt, ein zweites Problem.

Bei einer Darmschwäche muss mehr bedacht werden, um für eine sichere Fahrt vorzusorgen: unter anderem vorher abführen, Loperamid, gegebenenfalls Analtampon und natürlich die Notfalltasche mit Ersatzkleidung und allen notwendigen Utensilien. Falls doch ein Notfall eintritt, können Sie jederzeit unterwegs aussteigen, in einem Hotel einchecken oder mit dem Taxi nach Hause fahren. Ein Bus mit Toilette und ein Platz daneben sollte selbstverständlich sein. Ansonsten gilt das Gleiche, wie im vorigen Beispiel beschrieben. Begleitpersonen sollten offen informiert und Absprachen für den Notfall getroffen werden, Telefonnummern von Taxiunternehmen dabei sein.

Weitgehende Sicherheit: Grundsätzlich ist es aber möglich, sich bei Außenaktivitäten, Fahrten oder sozialen Kontakten so weit zu schützen, dass Sie sich weitgehend sicher fühlen können. Einige Vorschläge werden in Kapitel 13 beschrieben, dort finden Sie auch unter dem „Rundum-Sicherheitspaket“ für spezielle Tage oder Aktivitäten Möglichkeiten, wie Sie sich sicher fühlen können.

Fahrten mit der Bahn: Hier sind die Möglichkeiten für Menschen mit Harndrang oder einer Darmschwäche wesentlich besser als bei Busfahrten. In der Regel stehen mehrere Toiletten zur Verfügung und man sollte nach Möglichkeit einen Sitzplatz in der Nähe haben. Vor allem bei einer Stuhlinkontinenz sollten Sie Begleitpersonen informieren. Im Übrigen gilt das Gleiche, wie es für Busreisen beschrieben ist.

Flugreisen: Eine längere Flugreise würde ich selbst mich nicht trauen und mir das auch nicht zumuten wollen. Bei einer Reiz- und Drangblase schon – aber dann in der Nähe der Toiletten. Kürzere Flugreisen können sich auch Menschen mit einem schwachen Darm zutrauen, die entsprechenden Vorsorgemaßnahmen sind oben beschrieben. Wenn aber etwas nicht mehr geht, wegen einer Erkrankung oder wegen Ihres Alters, müssen Sie notgedrungen lernen, das zu akzeptieren. Zugegeben, das ist zum Teil schwierig und mühsam. Sie werden aber ein zweites Problem haben, wenn Sie das nicht akzeptieren können, sich deswegen ablehnen und an dieser Tatsache verzweifeln.

Spaziergänge: Betroffene mit einer *Reiz- und Drängelblase* sollten unbedingt häufig und viel spazieren gehen. Wie schon erwähnt, kräftigt viel Bewegung auch die Beckenboden- und Schließmuskulatur. Zudem verringert sich durch diese Konfrontation eher die Angst und damit auch die Gefahr der Inkontinenz. Am besten, Sie suchen sich Orte, wo es Möglichkeiten gibt auszutreten, also Wege mit Wald, Gebüschen und ohne ganz offenes Gelände. Wenn doch, tragen Sie die speziellen aufsaugenden Geleinlagen. Falls Sie in Begleitung sind, kündigen Sie Ihre schwache Blase an und bitten Sie darum, den Spaziergang in oder einem wald- oder buschreichen Gelände zu machen. Und wenn Sie ganz mutig sind, können Sie den Partner oder die Freunde genauer über Ihr Problem informieren. Mögliche Gänge oder Aktivitäten lassen sich so viel besser abstimmen, und für Sie persönlich wird alles leichter. Vergessen Sie nicht, Ihr kleines Notfallpäckchen mitzunehmen: spezielle Einlage, Feuchttücher mit Duft, geruchssicherer Beutel, eventuell frisches Höschen.

Menschen mit einer *Darmschwäche* haben es hier nicht so leicht. Ich persönlich gehe lieber, wenn ich weiß, das meiste ist raus. Zudem benutze ich eine große Einlage und enge Pants. Was mir ungemein hilft, ist Offenheit. Ich kann mitteilen, dass ich gegebenenfalls nach Hause verschwinden werde, und ich mache mir deswegen meistens keine Gedanken. Das gibt mir viel Freiheit. Bei größeren Ausflügen mit Freunden und Bekannten, weiter weg von zu Hause, wissen auch alle Bescheid, wir fahren immer mit zwei Autos, ich kann heimfahren, wann ich will. Hier kommen dann die oben genannten Maßnahmen zum Einsatz: morgens abführen, gegebenenfalls Loperamid.

Einkaufen: Wie schon erwähnt, müssen und sollen Sie nicht überall mitteilen, dass Sie inkontinent sind oder sich gerade in die Hose gemacht haben. Es reicht zu sagen, dass Sie dringend auf die Toilette müssen und Ihren Einkaufskorb später abholen. Manchmal befindet man sich mitten in einem Beratungsgespräch, da können Sie ebenfalls mitteilen, dass Sie dringend müssen und vielleicht später wiederkommen. Sie dürfen alles stehen und liegen lassen, Einkaufskörbe und auch Verkäufer.

Ärzte, Physiotherapeuten, wichtige Termine: Für Menschen mit einer Drangblase gilt, das Vorsorgepäckchen mitzunehmen. Gut wäre natürlich auch, den Helferinnen mitzuteilen, dass Sie eine Blasenerkrankung haben, falls Sie dann unmittelbar vor dem Arzttermin doch noch auf die Toilette oder sich säubern müssen. Für Betroffene mit einer Darmerkrankung ist alles etwas schwieriger, da es ja unterwegs passieren kann und Sie wieder umdrehen müssen. Entweder Sie sind dann ehrlich, das ist für alle Beteiligten besser. Noch besser ist, zuvor Absprachen zu treffen, das macht es noch leichter. Wenn Ihnen das zu sehr schwerfällt: Sie müssen gar nichts! Vielleicht ist es Ihnen ja möglich zu sagen, dass es Ihnen nicht gut geht (Migräne oder so) und dass Sie bereit sind, das Ausfallhonorar zu bezahlen.

Soziale Kontakte, Geburtstage, Festivitäten: Das sind vermutlich für alle von Inkontinenz Betroffenen die schwierigsten Aktivitäten. Viele Menschen sind da, vielleicht nur eine Toilette, und die ist möglicherweise dauernd besetzt. Und wenn das Unglück passiert, ist man vermeintlich für alle Zeiten blamiert, braucht sich gar nicht mehr sehen zu lassen. Dann lieber schon unter einem Vorwand absagen. Für Menschen mit einer schwachen Blase gilt es – ich hoffe nicht zu langweilen –, Absprachen mit den Gastgebern treffen, auch wenn es sehr schwerfällt. Meist gibt es vor Ort mehr Möglichkeiten, als Sie denken: Garten, Ersatzklo, Pippinella in einem abschließbaren Zimmer. Ihren Freunden oder Verwandten ist es vermutlich viel wichtiger, dass Sie überhaupt dabei sind, und sie werden mit Ihnen nach passenden Möglichkeiten suchen. Falls diese Offenheit und möglichen Lösungen für Sie zu schwierig sind, können Sie ja bei Bedarf immer noch unter einem Vorwand das Fest verlassen.

Für Menschen mit schwachem Darm sind diese Festivitäten natürlich schwieriger. Ich persönlich würde zu solch einem Anlass – wie bei einer Reise oder einem Ausflug – vorsorgen, morgens abführen, Loperamid nehmen usw. Aber fast alle wissen von meinem Problem, die Offenheit hat mir vieles leichter gemacht. Wenn ich dann einfach verschwände, wäre das überhaupt kein Problem.

Alle, die diese Offenheit nicht wollen, können aber jederzeit mit einer kleinen Ausrede (Migräne, Bauchschmerzen) einfach wieder nach Hause gehen.

15 Lebenskrisen, Stress, schmerzhafte Belastungen. Wunderheilungen. Neues Leben, neues Glück

Dauerstress, unglückliche Partnerschaften und belastende Lebensereignisse werden meist nicht mit den Folgen in Verbindung gebracht: mit seelischen und körperlichen Erkrankungen.

Plötzlich treten Panikattacken auf, der Reizdarm quält, Rückenschmerzen, Herz-Kreislauf-Probleme, Migräne, Depressionen, die Blase macht noch mehr Probleme. Diese Erkrankungen werden nicht unbedingt auf psychische Belastungen und Dauerstress zurückgeführt, oder man betrachtet sie als nicht veränderbar. Die unbewussten Auswirkungen früherer Prägung durch das elterliche und soziale Umfeld werden schon gar nicht bewusst wahrgenommen. Man sucht Ärzte, Heilpraktiker auf, versucht sich an Diäten, schluckt Nahrungsergänzungsmittel, nichts bringt wirklich Hilfe. Die genannten Stressfaktoren und belastenden Lebenssituationen können verheerende Folgen gerade für Menschen mit Darm- und Blasenerkrankungen haben, die dadurch zumindest verstärkt werden können. Ängste und Schamgefühle wegen einer möglichen Inkontinenz kommen noch dazu.

Damit ist nicht gesagt, alles sei psychisch bedingt. Natürlich gibt es, bei allen Menschen individuell verschieden, eine entsprechende Disposition und viele weitere Faktoren, die Erkrankungen begünstigen. Da die krank machenden psychischen Faktoren nicht als ursächlich oder verstärkend wahrgenommen werden und die jeweilige Erkrankung nur medizinisch betrachtet wird, ist eine Veränderung schwer möglich, die Behandlung nur symptomatisch. Die körperlichen Symptome werden beklagt, eine Lebensveränderung wird nicht gewollt und als möglich erachtet. Die Panikattacken und die befürchtete Inkontinenz bei Autofahrten sollen verschwinden, man möchte sich wieder frei bewegen können. Die unglückliche Ehe, der Dauerstress und die Unzufriedenheit mit der beruflichen Situation werden ausgeblendet.

Stellen Sie sich einen Dampfkochtopf vor, der ständig unter Überdruck steht. Abgesehen von den langfristigen „Materialschäden" wäre es sicher sinnvoller, über eine Veränderung der Druckverhältnisse nachzudenken, anstatt sich über Konfrontation vergeblich an die heißen Dampfstöße gewöhnen zu wollen (Müller, 2021). Menschen haben oft Stress beziehungsweise drückende Verpflichtungen: das Haus abbezahlen, eine Familie mit Kindern, einen Beruf, der unglücklich macht und/ oder stresst, oder belastende Lebensereignisse wie Trennung oder Tod eines Partners, Gewalterfahrungen. Aktuell für viele Menschen bedrohlich sind die politische Entwicklung, Klimaveränderungen und die gesellschaftliche Polarisierung. Auch wenn die Ursache einer Erkrankung an einer speziellen körperlichen Disposition liegen sollte, die beschriebenen Ereignisse und Situationen triggern Ängste und die damit verbundenen Körperreaktionen. Die Wahrscheinlichkeit, aufgrund der genannten Faktoren bei entsprechender Disposition einen Reizdarm oder eine Reizblase zu entwickeln und eine Inkontinenz zu verstärken, ist hoch.

Akut belastende und traumatisierende Ereignisse sind anders zu bewerten. Sie können das Leben der Betroffenen für einen begrenzten Zeitraum, häufig aber dauerhaft und tiefgreifend, verändern. Das kann eine Trennung sein, der Tod des Partners, Kriegsereignisse, Missbrauch, Naturkatastrophen, das Überleben eines Amoklaufs, Verkehrsunfälle usw. Die Liste ließe sich fortsetzen. Die Folgen einer Traumatisierung: Das Ereignis wird immer wieder erinnert oder inszeniert im Gedächtnis und in Träumen. Orte und Umstände, die daran erinnern, werden vermieden, es kommt zu Depressionen, Rückzug. Zudem tritt ein Zustand von Übererregbarkeit, übermäßiger Schreckhaftigkeit, Schlaflosigkeit, Angst und Depression auf. Diese Ereignisse und ihre Folgen benötigen in der Regel professionelle Hilfe.

Für alle anderen, die wie beschrieben unter einer belastenden Lebenssituation oder anhaltendem Stress leiden, gilt: Dieser Zustand ist kein unabwendbares Schicksal. Er kann geändert werden, und Erkrankungen können oft besser heilen oder sich abmildern.

Dazu zwei Mutmach-Geschichten

Beispiel Harninkontinenz

In den Anfangsjahren meiner Praxistätigkeit war ich überzeugt, dass in erster Linie eine systematische und fachgerechte Konfrontationstherapie z. B. bei Panikattacken das Mittel der Wahl sei. Die Patienten kamen mit dem dringenden Wunsch, endlich wieder Auto fahren, Einkaufen zu können, von ihren Panikattacken befreit zu sein. Das passte dann wie der Schlüssel ins Schlüsselloch. Die meist unglückliche Lebens- und Berufssituation, der Stress wurde zwar erwähnt und natürlich auch thematisiert, eine Veränderung erschien aber nicht möglich. Ich erinnere mich an eine damals dreißigjährige Patientin, die unter einer Panikstörung und Agoraphobie litt und sich, bei Autofahrten und auch an anderen Orten, schon mehrfach vor Angst in die Hose gemacht hatte. Nach der Geburt von zwei Söhnen hatte sich bei ihr eine Drangblase entwickelt. Eine Beckenbodengymnastik war ihr nicht empfohlen worden. Inzwischen litt sie zusätzlich an einer Inkontinenzphobie, befürchtete nicht nur einen Panikanfall, sondern auch, sich in der Öffentlichkeit in die Hose zu machen. Beruflich und privat fühlte sie sich unglücklich, sie arbeitete allein in einem Dokumentenarchiv, einem Kellerraum ohne Fenster. Ihr Ehemann war beruflich stark eingespannt, kam abends meist spät nach Hause.

Schöne Erinnerungen hatte sie an einen älteren Bekannten, auf dessen Bauernhof sie sich als Kind oft aufhielt. Besonders den Hund dort hatte sie ins Herz geschlossen. Die Konfrontationsübungen absolvierte sie unter starken Ängsten, mit mäßigem Erfolg. Zeitweise war sie wütend auf mich als Therapeuten, weil sie nicht den erhofften Freiraum erreichen konnte. Nach meinem Wegzug von Berlin führte sie die Therapie weiter bei einer Kollegin, die sich auf eine Veränderung der Lebenssituation der Patientin konzentrierte, anfänglich gegen ihren Widerstand. Schließlich gab es dann doch grundlegende Veränderungen in ihrem Leben: eine neue und für sie erfüllende Arbeit mit Kindern, ein Hund (ihr Lebenstraum), mit dem sie nun täglich spazieren ging beziehungsweise gehen musste. Auch der Ehemann veränderte sein Verhalten, es gab wieder mehr Gemeinsamkeiten. Ich traf die Patientin bei einem Berlinbesuch. Sie strahlte vor Freude, sei glücklich mit ihrem Leben und habe einige Pläne für die Zukunft, z. B. eine Tätigkeit in der Natur. Die Autobahn meide sie nach wie vor, das sei ihr aber egal und schränke sie nicht ein. Panikattacken träten nicht mehr auf, sie habe sich seither auch nicht mehr vor Angst in die Hose gemacht. Allerdings wisse sie nicht, was passieren würde, wenn sie gezwungen wäre, die Autobahn zu benutzen. Ich habe – nicht nur am Fall dieser Patientin – einiges gelernt und hoffentlich meine Leser auch: Eine grundlegende und positive Veränderung einer unglücklichen Lebenssituation kann vieles verändern, eine Konfrontation manchmal gar nichts.

Beispiel Darmerkrankung, Durchfälle:
„Geheiltes Herz, geheilter Darm", unter dieser Überschrift wird der Fall einer 36-jährigen Patientin geschildert (Schön, S. 149–151). Diese leidet unter Durchfällen mit imperativem Drang, krampfartigen Bauchschmerzen und zunehmender Kraftlosigkeit. Die Arbeit in einer Tierarztpraxis macht ihr Spaß, aber sie fürchtet sich, wegen ihrer Erkrankung die Stelle aufgeben zu müssen. Zur Vorgeschichte: Die Kindheit war unglücklich, beide Eltern seien sehr streng gewesen. Der Vater schlug sie bei jeder Kleinigkeit. Ab ihrem achten Lebensjahr wurde sie immer wieder von einem Onkel missbraucht. Als das aufgedeckt wurde, verprügelte sie der Vater, beschimpfte sie als verdorbenes Kind und steckte sie in ein Internat. Der Onkel hatte zuvor behauptet, es habe ihr Spaß gemacht. Später heiratet sie auf Drängen der Mutter einen älteren Bekannten der Eltern, damit sie ihr nicht länger auf der Tasche liege. Die Ehe ist unglücklich, nach 15 Jahren trennt sich der Ehemann, er hat eine andere Frau gefunden. Nach der Trennung findet sie Arbeit in der Tierarztpraxis, hat dort aber Probleme und Ängste wegen ihrer Darmerkrankung. Ihr Chef, der Tierarzt, verhält sich sehr hilfsbereit und fürsorglich, begleitet sie zu einem Besuch in eine Kontinenzberatungsstelle. Bevor das Ergebnis bekannt wird, stellen beide fest, dass sie ineinander verliebt sind. Die Darmprobleme verschwinden innerhalb kurzer Zeit. „Das geheilte Herz hat auch den Darm gesunden lassen" (Schön & Seltenreich, 2017, S. 151).

16 Akzeptanz

Eine schmerzliche Erkenntnis: Nicht alles kann medizinisch oder über geeignete Verhaltensstrategien verändert und behoben werden, auch nicht jede Darm- oder Blasenerkrankung. Nicht nur Erkrankungen, sondern vor allem zunehmendes Alter führen bei allen Menschen unwiederbringlich zu einem Abbau ihrer geistigen und körperlichen Fähigkeiten. Die Mehrzahl älterer Menschen leidet unter Blasen- oder Darmschwäche, die Merkfähigkeit lässt nach, der Rücken, die Schulter, die Kniegelenke schmerzen und führen zu starken Einschränkungen oder sogar völliger Immobilität. Und wenn es mal wieder in die Hose gegangen ist, sind peinliche und beschämende Situationen unausweichlich. Wir werden wütend oder niedergeschlagen, wenn andere uns dafür verspotten oder kritisieren, und haben hoffentlich ein gesundes Empfinden dafür, dass das nicht in Ordnung ist. Genauso schlimm ist es, wenn wir uns selbst beschimpfen und runtermachen. Wir tun uns das an, was wir bei anderen verurteilen. Dabei ist die Wirkung solcher Selbstbeschimpfungen nachhaltiger, da gedanklich ständig präsent (Müller, 2021). Zur Selbstabwertung gesellt sich dann noch die Überzeugung, Selbstlob und die Erwähnung von Erfolgen anderen gegenüber sei unanständig. Eine Patientin formulierte es in einer Therapiestunde so: „Ich würde nie jemandem sagen, was ich gut gemacht habe. Ich bin doch keine Angeberin."

Leon Windscheid beschreibt das treffend in seinem Buch „Besser Fühlen": „Für die meisten von uns ist es normal, anderen die Hand auszustrecken, wenn sie gestolpert sind und am Boden liegen ... mit Ausnahme einer Person. Scheitert sie, übe ich harsche Kritik. ... Statt Stärken zu betonen, stechen mir nur ihre Schwächen ... ins Auge. Niemand sonst mache ich so runter. Diese Person, der ich so unbarmherzig begegne, bin ich selbst" (Windscheid, 2023, S. 128). Das Mitgefühl, das ich anderen Menschen zukommen lasse, habe ich selbst in schwierigen Situationen mindestens genauso verdient. Klingt gut, wäre prima und ist vielleicht möglich zu lernen in kleinen Schritten und in manchen Alltagssituationen. Doch diese Selbstakzeptanz funktioniert meist nicht bei drohender und tatsächlicher Inkontinenz. Unser unbewusstes Vorhersagesystem und der damit gekoppelte Überlebensmodus diktieren uns etwas ganz anderes. Die gesellschaftlichen Normen und auch unsere individuelle Prägung signalisieren für die befürchtete Situation („Du wirst dir vor anderen in die Hose machen") Ausgrenzung und Ausgestoßen-Sein. Stellen Sie sich das ursprüngliche, stammesgeschichtliche Ereignis vor: Sie wären tatsächlich ausgestoßen, schutzlos, vom Tode bedroht: Da sitzen Sie dann irgendwo im Busch, umarmen Ihr inneres Kind, sollen sich selbst akzeptieren und sagen sich: „Ich reiche dir die Hand, höre auf, dich selbst zu beschimpfen." Eine wenig realistische Vorstellung! Denn das unbewusste Vorhersagesystem reagiert bei den von Inkontinenz betroffenen Menschen ohne ihr bewusstes Zutun. Es wird alles tun, damit diese Situation nicht eintreten kann. Wenn ich mich öffentlich zu meiner Inkontinenz bekennte, wäre das – vermeintlich – gleichbedeutend mit einem Ausschluss aus der Gemeinschaft und damit lebensbedrohlich. Verschweigen, Verstecken und die selbst gewählte Isolation erscheinen dann, bewusst und unbewusst, als die einzig mögliche Lösung. Auf diese Weise kann ich – ein wenig – weiter Teil der Gemeinschaft bleiben.

Das sind die wahren Gründe, warum die meisten von Inkontinenz Betroffenen nicht über ihr Leiden, über ihre Ängste und die Scham reden können. Das sollte und muss akzeptiert werden und ist vor allem den Betroffenen so auch nicht bewusst. Es gibt aber glücklicherweise auch viele praktische und medizinische Möglichkeiten, das Problem zu lösen.

Es ist normal, Einschränkungen als schmerzlich und traurig zu empfinden, sich innerlich dagegen aufzulehnen. Irgendwann kann es dann sehr entlastend sein, diese zu akzeptieren. Vielleicht hilft die oben beschriebene Erkenntnis: „Hast du ein Problem und willst es nicht haben, dann hast du schon zwei" (Schönberger, 2023). Mir hilft es, wenn ich eine kleine Merkhilfe, einen Anker stets vor Augen habe, der mich an diesen Satz und eine entsprechende Gedankenkontrolle erinnert. Manchmal gelingt es, manchmal nicht. Gewohnheitsbildung ist ein mühsamer Prozess. Ändert sich etwas, wenn ich wütend und verzweifelt bin? Nein! Stattdessen habe ich nun ein zweites Problem. Heftige Gefühle ändern nichts an der Situation, an dem Verlust. Akzeptanz und der damit verbundene Lernprozess würden sich aber sicher positiv auf meine seelische und körperliche Gesundheit auswirken. Das bezieht sich nicht nur auf den körperlichen Abbau und Krankheiten, sondern auf das Leben insgesamt, so banal das klingen mag. Das Leben besteht fortwährend auch in Leiden: Egal, wie zufrieden und gesund Menschen sein mögen, sie alle erleben Enttäuschungen, Niederlagen, den Verlust von Menschen, begegnen Menschen, die böse sind oder ihnen Schaden zufügen, Bedrohungen von außen. Was wir dabei nicht wahrnehmen: „Wir wehren uns mit Händen und Füßen gegen unangenehme Gefühle und möchten sie so schnell wie möglich loswerden“ (Schönberger, 2023, S 16). Glückliche Momente sollen dauerhaft erhalten bleiben, unterstützt von Ratgebern und Sachbüchern, die das ewige Glück versprechen. Hier gilt, etwas abgewandelt, der Satz: Hast du Leid und willst es nicht haben, dann hast du zusätzliches Leid.

Wie lässt sich anders damit umgehen? Stellen Sie sich vor, Ihr Kind fällt beim Spielen, schlägt sich das Knie auf und heult. Würden Sie sagen: „Hör endlich auf zu heulen?“ Würden Sie einen Freund schimpfen, der aufgrund seiner Blasen- oder Darmschwäche nicht mehr in der Lage ist, Bus zu fahren oder längere Flugreisen zu unternehmen? Fazit: Es sind Situationen, die oft nicht zu ändern sind. Der Umgang mit den dabei auftretenden Gefühlen schon. Es gibt einige Möglichkeiten, wie Sie das verändern können, z. B. über Gewohnheitsbildung in kleinen, überschaubaren Schritten (siehe auch Teil VII).

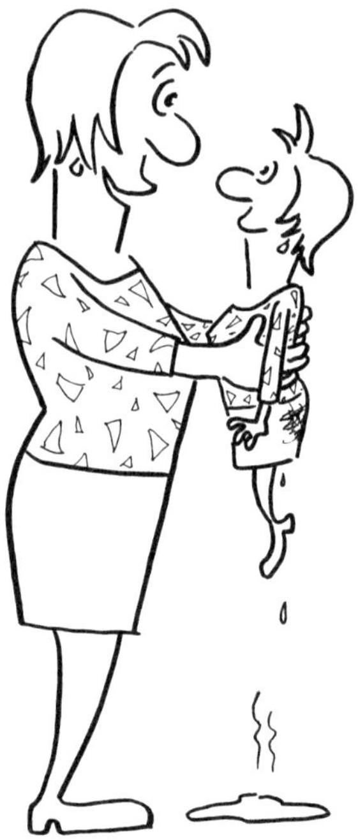

Was eine andere Bewertung bewirken kann: Im Folgenden möchte ich Ihnen zwei Untersuchungen über die Folgen verschiedener Bewertungen vorstellen.

Was passiert, wenn ich meinen Zustand nicht akzeptieren kann, mich dagegen auflehne? Welche Auswirkungen hat es, wenn ich Hoffnung habe?

Thimon von Berlepsch beschreibt die Auswirkungen der inneren Einstellung auf das Schmerzempfinden. Er nahm selbst an einem Geburtsvorbereitungskurs teil. Die Teilnehmerinnen sollten Eiswürfel mehrmals für jeweils eine Minute in die Hand nehmen, was zu starken Schmerzen führte. „Widerstand und Das-nicht-haben-wollen haben meinen Schmerz fast unerträglich gemacht. Annehmen hingegen brachte die größte Linderung“ (Berlepsch & Bitzer, 2020, S 169–171).

In einem „grausamen“ Experiment wurden zwei Ratten in einen Bottich mit Wasser geworfen (Bloem, 1993). Die eine Ratte bekam die Gelegenheit, nach einer Zeit des Herumschwimmens herauszuklettern. Danach warf man sie wieder ins Wasser zurück. Die Ratte, die im Bottich geblieben war, ertrank nach einer Stunde. Die andere Ratte, die zwischenzeitlich herausklettern konnte, schwamm noch einen ganzen Tag weiter. „Daran zeigt sich .die große Kraft der Hoffnung.“ (Bloem, 1993)

Übertragen auf eine Blasen- oder Darmschwäche, das Verbergen und den damit meist verbundenen Rückzug: Es würde viel Lebensmut und Linderung der Beschwerden bedeuten, wenn die Betroffenen Hoffnung hätten, etwas an ihrem Zustand ändern würden und neue Erfahrungen machen könnten.

Teil VI
Pflege, Angehörige, Medizin, Politik und Medien

17 Pflege durch Angehörige und Pflegepersonal

Zu Beginn meiner Arbeit an diesem Buch war ich der Überzeugung, dass die meisten Menschen aufgrund ihrer Inkontinenz in Altenheimen landen. Statistiken in Fachbüchern unterstützen dies: „60 % der Senioren, die in Alten- oder Pflegeheimen leben, sind dort wegen ihrer Inkontinenz und nicht wegen anderer Gebrechen" (Gomez, 2006, S. 11). Sie würden von ihren Angehörigen gedrängt, die dieses Leiden nicht akzeptieren könnten (Gomez, 2006). Vielleicht lassen sich die Betroffenen auch von sich aus wegen Inkontinenz aufnehmen, aus Scham und um nicht zur Last zu fallen. Ich selbst war im Glauben, die Bewohner von Altenheimen wären zu einem größeren Teil eher mobil und rüstig. Die Wirklichkeit sieht anders aus. Die meisten Bewohner (auch jüngere) sind wohl stark pflegebedürftig, das heißt, Altenheime sind überwiegend Pflegeheime. Die Diagnosen der Bewohner sind Demenz, Gehirnschlag, neurologische Erkrankungen, Multiple Sklerose, muskulärer Abbau usw. Und ja, die Betroffenen sind wohl auch in der Mehrzahl inkontinent, aber dieses Leiden wird dann eben mitversorgt.

Die Beziehungen zwischen Pflegebedürftigen und Angehörigen sind vielschichtig, kompliziert, unter anderem von Schuldgefühlen und Machtstrukturen geprägt, die den Beteiligten nicht bewusst sind. In meinen Interviews wiesen die Pflegekräfte immer wieder darauf hin, dass häufig auch die Betroffenen selbst nicht gerade sanft mit ihren Ehepartnern oder ihren Kindern umgehen. Eine Verurteilung ist fehl am Platz. Eine Mutter lässt sich viel eher einsichtsvoll von einer Pflegekraft helfen oder etwas sagen. Bei ihrer Tochter widerspricht sie, wird bockig, und es kommt vielleicht zu Streitereien. Wer lässt sich gerne von seinen Kindern etwas vorschreiben? Und welches Kind reagiert, aus Sorge um die Eltern, nicht genervt und ungeduldig, wenn diese alle „guten Ratschläge" ablehnen und missachten? Den wenigsten ist ihr Handeln bewusst, kaum keiner ist böse oder verhält sich absichtlich so.

Daneben gibt es, vermutlich aufgrund äußerer Umstände, zahlreiche Situationen, die sowohl für die Pflegebedürftigen als auch für die Angehörigen ein Unglück sind und zu totaler Erschöpfung, Wut, starken Schuldgefühlen und Aggressionen führen können. Eine häufige Situation: Die Kosten für das Pflegeheim können nicht erbracht werden, und so sehen sich Angehörige gezwungen, die Pflege rund um die Uhr zu übernehmen, oft über Jahre bis zur völligen Erschöpfung und schließlich dem fast unvermeidlichen Zusammenbruch. Kann man diese Menschen verurteilen? Nein! Wohl kaum einer der Beteiligten verhält sich absichtlich uneinsichtig, genervt oder wütend. Hilfreicher wäre es, zu versuchen, das jeweilige Verhalten zu verstehen. Sich Hilfe und kompetente Beratung zu holen, das geht immer. Trotzdem kann es zwangsläufig immer wieder zu unüberwindlichen Problemen kommen: Es gibt kulturelle Barrieren, nicht alle wollen sich von Angehörigen pflegen lassen, für Frauen sind vielleicht männliche Pfleger unangenehm und umgekehrt weibliche Pflegekräfte für Männer.

Im Umgang mit Angehörigen wäre es am besten, jeweils zu fragen, ob und welche Hilfe sie konkret benötigen, und zuzuhören, wo die Not und die Probleme liegen. Besonders bei nahestehenden Menschen und in belastenden Situationen neigen Menschen dazu, den anderen ihre Meinung aufdrücken zu wollen, oft aus Sorge und Mitgefühl. Ärgerlich und enttäuscht erleben sie dann, dass ihre Vorschläge nicht gewollt werden.

Im Falle einer schwierigen Pflegesituation kann die kaum erträgliche Belastung für die Betroffenen aber auch in Ordnung sein, wenn dies so gewollt ist.

Hier ein persönliches Beispiel:

Zwangsbeglückung

Der Ehemann meiner ehemaligen Kollegin Nina hatte einen schweren Schlaganfall erlitten und war rund um die Uhr auf Pflege angewiesen, die von ihr zeitweise bis zur Erschöpfung geleistet wurde. Das Thema Inkontinenz sei belastend, weil sie ihn nachts mehrfach zur Toilette bringen müsse und sie dann zeitweise übermüdet sei. Ich versuchte sie zu überzeugen, doch auch an sich selbst zu denken, sich mal eine Auszeit zu nehmen. Die Reaktion darauf war jeweils Ablehnung und eine genervte Stimmlage. Einige Zeit später redeten wir in Ruhe noch einmal darüber, und ich entschuldigte mich für meine Versuche, ihr meine Ratschläge aufzudrängen. Es geschah aus Sorge um das Wohlergehen der Kollegin und Freundin. Nina berichtete mir, sie könne ihren Mann unter keinen Umständen alleinlassen. „Er bekommt dann Angstzustände, weint viel, ist stark verwirrt und danach Tage oder Wochen völlig durch den Wind." Ihr allerwichtigstes Argument: „Ich liebe meinen Mann, die Überforderung ist manchmal schwierig, aber ich will ihm solche Situationen ersparen."

Was hat geholfen? Die Familienmitglieder haben sich zusammengesetzt und beraten, wie sie am besten helfen können. Das hat etwas Luft und Erleichterung gebracht und zusätzlich die Hilfe von Pflegekräften. Mein Ratschlag war nicht sehr hilfreich, aber vermutlich typisch für Außenstehende, die sich Sorgen machen und helfen wollen. Das nächste Mal und in einer anderen Situation werde ich hoffentlich zuhören, fragen und nicht meine Sicht der Dinge kundtun. Keiner hat etwas falsch gemacht. Nina hätte sicher mehr Zeit und Erholung für sich gebraucht. Aus Liebe und aus persönlichen Gründen macht sie es so und nicht anders.

Und noch ein Beispiel, etwa für den typischen Umgang mit den dementen Eltern, das sich aber gut übertragen lässt auf den Umgang mit inkontinenten Angehörigen. Beide leiden unter Krankheiten, für die sie nichts können und denen sie hilflos ausgeliefert sind.

„Die dementen Angehörigen der Dementen"

Ein Patient berichtete mir vor vielen Jahren unter Tränen, er habe vor Jahren immer seine alte Mutter besucht und betreut. Sie war dement und litt zudem, wie sich später herausstellte, an einer schweren Darmerkrankung. Eines Abends sah er beim Gang durch die Wohnung seine Mutter vor der Toilette und überall auf dem Boden dicke schleimige Kotspuren. Er, wütend und genervt, herrschte sie an, sie solle doch rechtzeitig Bescheid sagen, und konnte sich auch nach einer umfangreichen Putzaktion kaum beruhigen. Am nächsten Morgen war er immer noch verärgert und versuchte mit ihr zu reden, sie solle doch in Zukunft rechtzeitig

Bescheid sagen. Sehr viel später, auch heute noch, tue ihm das unendlich leid, wenn er daran denke. Er werde dann von Schuldgefühlen geplagt und habe einen dicken Kloß im Hals. Allerdings habe er damals wenig von der Demenz verstanden und nichts von der Darmerkrankung seiner Mutter gewusst. Mich persönlich hat diese Geschichte sehr berührt und an meine eigene Mutter erinnert, die auch dement war. Meine Geschwister und ich haben immer wieder Zettel geschrieben, damit sie sich an bestimmte Abläufe und Personen erinnern sollte. Natürlich war es ausgeschlossen, dass ein Mensch, der sich kurzfristig an nichts mehr erinnern konnte, sich den Inhalt zahlreicher Zettel und Ermahnungen merken sollte.

Es gibt ähnliche Berichte von Freunden und Bekannten, die sich darüber entrüsten, wie schusselig und vergesslich ihre zum Teil schwer dementen Eltern sind oder dass Angehörige wütend werden, weil die unkontrollierbare Inkontinenz eben nicht kontrollierbar ist. Zum Vergleich: Würden Sie einen Menschen, der beide Beine amputiert hat, anschreien, er solle gefälligst laufen? Würden Sie einen Blinden wütend zurechtweisen, er solle doch seine Augen aufsperren, wenn er nicht weiterkommt?

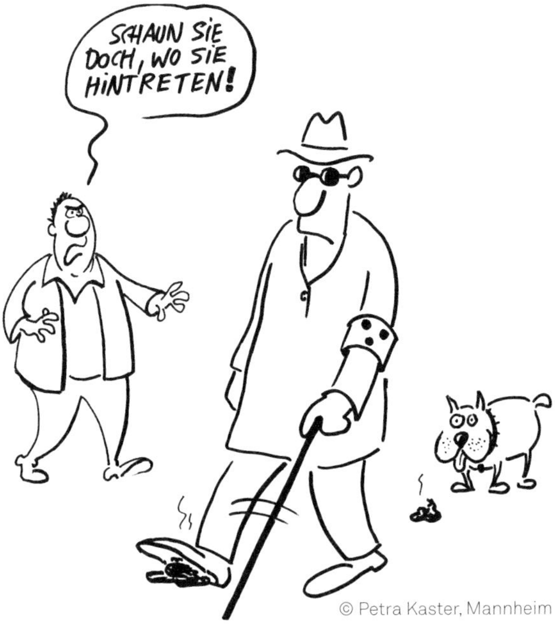

Genau so verhalten sich manche Angehörige gegenüber ihren dementen und inkontinenten Eltern und Partnern. Müsste man nun diese „dementen“ Angehörigen, die die Realität nicht zur Kenntnis nehmen, in ein Pflegeheim einweisen? Natürlich nicht, aber kompetente Informationen und Beratung könnten durchaus nützlich sein. Sind solche Angehörige doof oder nicht einfühlsam? Nein! Bei inkontinenten oder dementen Menschen sind es unverschuldete Erkrankungen, die die Probleme verursachen. Bei den Angehörigen, die „dement“ und ungeduldig reagieren, sind es möglicherweise unbewusste Prägungen (z.B. gegenüber den Eltern) und die Überzeugung, man müsse diese Vergesslichkeit doch kontrollieren können. Oder sie sind schlicht an manchen Tagen überfordert, das ist sehr menschlich. Eine Bekannte, die sehr liebevoll ihren Mann pflegt, berichtet, dass sie manchmal die Nerven verliert und wütend wird. Aber: „Ich bin doch kein Pflegeroboter.“

Als pflegender Angehöriger sollten Sie lernen, sich selbst zu vergeben. Sie sind auch nur ein Mensch. Selbst wenn Sie viel Energie haben – jeder stößt einmal an seine Grenzen. Versuchen Sie zu akzeptieren, dass Dinge auch mal schiefgehen können. Erlauben Sie sich selbst, nicht perfekt zu sein. Die meisten Menschen brauchen mal Zeit für sich. Und wenn Sie die Pflegesituation überfordert, ist es wichtig, sich Pausen zu gönnen, damit Sie anschließend wieder mit neuer Energie weitermachen und Ihren Angehörigen gut versorgen können. Es ist absolut legitim und für das Wohlbefinden förderlich, wenn sie Ihre eigenen Bedürfnisse nicht aus den Augen verlieren.

18 Pflegeheime, ambulante Pflege, Kliniken, Pflegeheime

Die von mir interviewten Pflegekräfte aus verschiedenen Einrichtungen berichten übereinstimmend, dass die große Mehrheit der Bewohner inkontinent ist (zumeist Harninkontinenz, öfter auch doppelte Inkontinenz). Aufnahmegründe seien jedoch überwiegend pflegebedürftige Erkrankungen wie Demenz, Schlaganfälle, Parkinson, Lähmungen, Hüft- und Knochenbrüche. In Krankenhäusern oder Rehakliniken werden die Betroffenen eher mit Kathetern versorgt, in Pflegeheimen wohl mehr mit Vorlagen und Windeln. Nur ein Teil der Pfleger und Pflegerinnen gehe professionell und einigermaßen einfühlsam mit der Inkontinenz, der Not und der Scham der Betroffenen um. Es gebe leider viele, die nur die Arbeit sehen würden und auf die Nöte und die Würde der Heimbewohner keine Rücksicht nähmen. „Eigentlich müsste man die alle rausschmeißen", äußerte einer der befragten Pfleger. Aufgrund von Personalmangel sei das aber nicht möglich. Außerdem würde eine offene und ehrliche Diskussion das Arbeitsklima vergiften und nichts ändern. Hier einige der Vorschläge für einen angemessenen und einfühlsamen Umgang mit Inkontinenz:

- möglichst verdecktes Arbeiten, das heißt waschen im Intimbereich mit Sichtschutz oder unter der Bettdecke,
- vorher bestimmte Verrichtungen ankündigen und die Betroffenen (natürlich auch demente!) jeweils fragen, ob das so in Ordnung ist,
- sicherstellen, dass fremde Personen oder Mitbewohner sich während der Pflege aus dem Zimmer entfernen, oder für Blickschutz sorgen,
- Supervision und Fortbildung, bei der z. B. auch die durchaus vorhandenen Ekelgefühle von Pflegern oder Pflegerinnen zur Sprache kommen können. Hier könnte auch ein Verständnis für kulturelle Unterschiede geschaffen werden und vermeintlich rassistisches Verhalten als die Panik von Frauen verstanden werden, die in der Nachkriegszeit Opfer von Gewalt und Vergewaltigungen wurden.

Bei vielen neu aufgenommenen Heimbewohnern gebe es die ersten Monate eine Hemmschwelle, den Eingriff in ihre Intimsphäre beziehungsweise die erforderlichen Pflegemaßnahmen zu akzeptieren. Schwierig sei die Situation für die Betroffenen, wenn sie in ihren Fäkalien oder ihrem Urin sitzen blieben, was leider zu häufig vorkomme. Schwierig sei es auch, neben dem Thema Inkontinenz, die Besonderheiten und Traumatisierungen der alten Menschen zu kennen und zu beachten. Frauen, die nach dem Krieg als Kinder oder Jugendliche Gewalterfahrungen und Vergewaltigungen unmittelbar miterlebt hatten, reagierten mitunter panisch und ablehnend, wenn russisch sprechende (russische Besatzungszone) oder für sie „schwarze“ Pfleger (französische Besatzungszone) sie betreuen sollten. Für jüngere Pflegekräfte sei das vermutlich nicht nachvollziehbar. Leider gebe es dann mitunter unschöne Szenen.

Genauso wichtig ist cs, bei von Demenz betroffenen Menschen, einfühlsam und wertschätzend zu reagieren. Beispiel: Eine Bewohnerin äußert, als ihr die verschmutzte Unterhose ausgezogen wird: „Wenn das meine Mutter wüsste“, eine andere: „Darfst du das?“. Dann helfe es, vorher um Erlaubnis zu fragen, bestimmte Verrichtungen anzukündigen und beruhigend und einfühlsam die Situation zu kommentieren.

Welche Konsequenzen ergeben sich daraus? Es würde helfen, vermehrt in den Besprechungen und Supervisionen das tabuisierte Thema Inkontinenz zur Sprache zu bringen und zum Gegenstand von Fortbildungen zu machen. Gegen die Folgen des Personalmangels, Arbeitsüberforderung und beratungsresistente Pflegekräfte wird das allerdings nicht helfen.

Ambulante Pflege: Die Situation in der ambulanten Pflege unterscheidet sich bei der Klientel im Vergleich mit den Pflegeheimen. Pflegebedürftige Menschen werden ambulant öfter auch von Angehörigen (mit) betreut. Es gibt hier zahlreiche noch relativ mobile Menschen, die auch ohne Angehörige in der Lage sind, einigermaßen ihren Alltag zu bewältigen. Sie haben z.B. verschiedene Erkrankungen, die eine pflegerische Betreuung erfordern. Bei manchen müssen beispielsweise täglich die Stützstrümpfe oder Verbände gewechselt werden. Wichtig sei für viele, dass überhaupt jemand nach ihnen sehe, weil es sonst keine Kontakte gebe. Öfter sei es so, dass der/die betagte Partner/in völlig überfordert mit der Pflege sei, für beide aber ein Pflegeheim kaum vorstellbar oder nicht möglich ist. Hier sei die ambulante Betreuung eine große Hilfe.

Insgesamt litten auch hier fast alle unter Inkontinenz. Wie überall werde dieses Thema verschwiegen, sei tabu, die Wäsche und verschmutzte Einlagen würden gelegentlich versteckt. In der Betreuung durch den Pflegedienst ergäben sich ebenfalls einige Unterschiede. Bei den Angehörigen von Pflegebedürftigen herrsche zum Teil eine „Vogel-Strauß-Politik" im Umgang mit der Inkontinenz der Betroffenen. Die Inkontinenz würde einfach ignoriert oder man beschwere sich, es würde stinken. Die Pflegekräfte versuchten das dann in Eigeninitiative auszubügeln, brächten selbst Einlagen oder Windeln mit. Die noch mobilen Patienten sorgten dann eher selbst für sich, allerdings mitunter auch nur notdürftig und unzureichend. Eine genauere Abklärung möglicher Ursachen und Behandlungsmöglichkeiten sei aber nicht gewünscht. Fast alle würden lieber so „vor sich hinwurschteln", versteckten stinkende Windeln oder verbrennten sie im Ofen.

Für die meisten sei der Gang zu einem Arzt – vor allem mit diesem Problem – wesentlich schlimmer, als sich notdürftig mit ihrer Inkontinenz zu arrangieren. Einweisungen in Pflegeheime aufgrund der Inkontinenz waren keiner der interviewten Pflegekräfte bekannt.

Krankenhäuser/Rehekliniken: Das Thema Inkontinenz ist, auch nach meinen eigenen Erfahrungen, wohl in den meisten Krankenhäusern kein Thema. Sicherlich gibt es wohl Ausnahmen. Es ist tabu, wird nicht als eine Erkrankung anerkannt, und vermutlich fehlt es auch an Fachkompetenz, um Patienten zur fachlich entsprechenden Behandlung weiterverweisen zu können. Man stelle sich das für irgendeine andere Erkrankung vor: Ich werde eingewiesen wegen starker Rückenschmerzen, berichte den Ärzten daneben über starke und anhaltende Kopfschmerzen oder über Herzstolpern. Selbstverständlich werde ich dann untersucht oder an eine qualifizierte Einrichtung weiterverwiesen. Bei Inkontinenz würde es ja schon reichen, wenn die Ärzte und Ärztinnen Bescheid wüssten, dass und wo es Kontinenzzentren gibt, und die Patienten dann dorthin überwiesen. Fehlanzeige! Auch das Thema Würde und Respektieren der Intimsphäre spielt – nach eigener umfangreicher Erfahrung – kaum eine Rolle. Der Stuhlhocker wird offen und ohne Sichtschutz neben das Bett gestellt, egal ob noch Mitpatienten im Zimmer sind. Nach der OP wird der Intimbereich offen gewaschen, verbunden oder untersucht, ebenfalls ohne Sichtschutz. Man sitzt auf der Toilette, und Pfleger/innen kommen ohne Anklopfen rein. Das alles hat nichts mit Personalnot zu tun, sondern damit, dass dieses Thema sowohl in der Ausbildung als auch im Arbeitsalltag tabu ist.

Was vermutlich vielen medizinischen Fachkräften nicht bewusst ist: **Inkontinenz ist eine ernsthafte Erkrankung!** Viele der Betroffenen leiden unsäglich darunter, schämen sich, entwickeln Depressionen und auch Suizidgedanken. In einer Untersuchung über geriatrische Rehakliniken macht die Autorin Beobachtungen, die der Situation in Krankenhäusern ähnlich sind: „Es wird keine Rücksicht auf die Intimsphäre genommen ..., z.B. finden die Untersuchungen unter den Blicken der Mitpatienten statt“ (Kummer, 2011, S. 105). Inkontinenz wird als eine Begleiterscheinung des Alters betrachtet, die „nicht unbedingt zu behandeln ist“ (Kummer, 2011, S. 121), und die Behandlung/Säuberung fällt sowieso in den pflegerischen Aufgabenbereich (Kummer, 2011). Auffallend sei auch die unzureichende Informiertheit des Pflegepersonals zur Hilfsmittelversorgung und zu möglichen Behandlungsmaßnahmen (Kummer, 2011). Das Thema der Scham und der psychischen Belastung sei sowieso auf bei allen Beteiligten tabu.

19 Ärzte und Psychotherapeuten

Bei den Medizinern und Psychotherapeuten herrscht weitestgehend Ignoranz und Sprachlosigkeit. Vielleicht ist der Ausdruck „Ignoranz" nicht ganz zutreffend: Inkontinenz und vor allem die Ängste der Betroffenen werden weder als Ausbildungsinhalt angeboten noch sind sie bei den Ärzten und Therapeuten im Bewusstsein präsent. Und das, obwohl viele Millionen Menschen unter massiven Ängsten und Depressionen deswegen leiden. Es gibt wenige Ausnahmen: Für Frauen werden flächendeckend Beckenbodenkurse unter anderem zur Prävention von Harninkontinenz angeboten und von Frauenärztinnen empfohlen.

Das individuell und als Gruppenangebot durchgeführte Beckenbodentraining durch Physiotherapeutinnen kann sehr hilfreich sein, ist aber nach meiner Kenntnis ausschließlich auf körperliche Übungen gerichtet. Die seelische Not und der Umgang mit Situationen der Inkontinenz sind hier kein Thema.

Für die zahlreichen Männer z. B. mit Prostataproblemen oder Parkinson gibt es kaum Angebote, meist nur im Rahmen einer Reha. Aus zahlreichen Interviews mit Betroffenen ergibt sich, dass Männer genauso heftig wie Frauen darunter leiden, wenn sie sich in die Hose gemacht haben, ihr Leben eingeschränkt ist und durch Angst bestimmt wird.

Ärzte und Ärztinnen: In den Arztpraxen, auch bei den Fachärzten, herrscht doppelte Sprachlosigkeit. Besonders irritierend: Weder bei zahlreichen Proktologen noch bei Gastroenterologen habe ich bei diesem Thema Gehör gefunden oder wenigstens einen Hinweis auf eine Beratung und Untersuchung durch eines der Kontinenzzentren bekommen. Aber in allen Arztpraxen wurden – auf Nachfrage – bereitwillig Rezepte für Inkontinenzprodukte und -einlagen ausgestellt.

Das liegt sicher nicht nur an diesem Tabuthema, sondern hat vermutlich auch mit der Ausbildung und der Einstellung der Ärzte (und ihrer Berufsverbände) zu tun: Inkontinenz gilt im Wesentlichen als spezifische Begleiterscheinung des Alters, aber nicht als eine Erkrankung. In keiner der zahlreichen Arztpraxen, die ich im Lauf der letzten Jahre aufgesucht habe, waren Informationen oder Flyer zu diesem Thema ausgelegt. Frau Sonnenberg, Fachkraft eines Kontinenzzentrums, bestätigt diesen Eindruck: „Ein Problem ist häufig die Aufklärung durch die behandelnden Ärzte. Viele nehmen sich dem Thema Inkontinenz leider nicht an ..." (mündliche Mitteilung). Während etwa über Diabetes oder Herz-Kreislauf-Erkrankungen in den meisten Praxen Infomaterial ausliegt, findet man selbst bei Fachärzten wie Proktologen, Urologen usw. keinerlei Aufklärungsmaterial und entsprechende Beratungsangebote über Inkontinenz. Vermutlich gibt es positive Ausnahmen, Ärzte, die ihre Patienten einfühlsam und kompetent beraten. Auch das sei hier betont.

Inkontinenz sollte, wie jede andere Erkrankung auch, offen von den Ärzten angesprochen und fachkompetent behandelt werden. Stellen Sie sich vor, Sie haben eine unstillbare Blutung, und Ihr Arzt verordnet Ihnen, erst auf Anfrage, nur einen Verband. Das würde nie passieren.

Das klingt jetzt alles zu kritisch und ist es wohl auch. Weder die Ärzte noch die Psychotherapeuten können etwas dafür, dass dieses Thema sowohl in der Ausbildung als auch im öffentlichen Umgang völlig tabu ist. Warum sollten sie sich anders verhalten als fast alle Menschen in unserer Gesellschaft und als die Betroffenen? Ich selbst habe mich als Psychotherapeut in den langen Jahren als Therapeut nicht anders verhalten. Inkontinenz und die damit verbundenen Ängste und Depressionen waren weder in der Ausbildung noch während meiner Praxistätigkeit ein Thema. Deshalb ist eine Kritik an allen beteiligten Berufsgruppen nicht angebracht – die Forderung nach einer grundlegenden Veränderung schon.

Möglicherweise muss die Budgetierung durch die Krankenkassen angepasst werden. Bei der Codierung durch den ICD-Schlüssel, den alle Ärzte bei Erkrankungen angeben müssen, werden sowohl Stuhlinkontinenz als auch Harninkontinenz als Krankheiten angeführt. Es wäre sicher eine große Erleichterung für alle Patienten, wenn sich die Ärzte bei der Behandlung daran orientieren würden.

Psychotherapeuten/innen: Ähnlich wie bei den Ärzten ist das Thema Blasen- und Darmschwäche und Inkontinenz in der Psychotherapie kaum Thema, außer bei einnässenden Kindern. Inkontinenz wird nicht erfragt und von den Patienten und Patientinnen nicht erzählt. Grunderkrankungen wie Blasenschwäche werden überhaupt nicht berichtet, eher noch entzündliche Darmerkrankungen, die von vielen als qualvoll erlebt werden. In der Therapie wird dann nach den psychologischen Wirkfaktoren der Grunderkrankung und den entsprechenden Interventionsmöglichkeiten geforscht. Das heißt, welche psychischen Faktoren etwa bei einer Colitis zugrunde liegen könnten, welche psychischen Folgen das hat und wie diese Erkrankung wirkungsvoll über Verhaltensänderungen behandelt werden kann.

Der Umgang mit Inkontinenz und der damit verbundenen seelischen Not war in meinen Anfangsjahren als Therapeut ein Thema am Rande. Ohne eine direkt berichtete Erkrankung wäre ich sowieso nie auf die Idee gekommen, nach einer Blasen- oder Darmschwäche und entsprechenden Ängsten zu fragen, obwohl acht bis zwölf Millionen Menschen in Deutschland unter Inkontinenz und wahrscheinlich auf unter dieser Angst leiden. Vermutlich ist es mit die häufigste behandlungsbedürftige Angst und Phobie. Doch in den zum Teil sehr ausführlichen Fragebögen, die Patienten zu Beginn einer Therapie ausfüllen, gibt es keinerlei entsprechenden Fragen. Völlig anders als etwa bei Panikattacken, die sehr ernst genommen und umfassend behandelt werden. Ein Vergleich: Der Panikpatient sitzt inmitten einer Veranstaltung, denkt, er bekommt keine Luft mehr. Der Mensch mit Inkontinenzängsten sitzt inmitten einer Veranstaltung und hat Panik, sich in die Hose zu machen – und das real. Und weil die Betroffenen sich so sehr schämen und darüber schweigen, kommt der Therapeut erst gar nicht auf die Idee, in diese Richtung zu fragen oder zu behandeln. Einwand: Frauenärztinnen fragen ja auch nach Problemen mit der Blase und Inkontinenz, die seien auch zuständig für diesen Bereich.

Tatsache ist, dass Blasen- und Darmschwäche in vielen Fällen nicht heilbar oder nicht wesentlich beeinflussbar ist und Menschen deshalb dauerhaft unter den quälenden Folgen dieser Erkrankung und ständiger Inkontinenz leiden. Sie werden damit alleingelassen. Besonders Psychotherapeuten sind gefordert, dieses Tabu und diese Ignoranz zu beenden und *einseitig* diese Mauer des Schweigens zu durchbrechen. Das ist ihr Job. Vorschläge dazu gibts im nächsten Kapitel.

20 Vorschläge und Forderungen für den Medizin- und Pflegebereich und für Psychotherapeuten

Inkontinenz muss im Medizin- und Pflegebereich als eine schwerwiegende und ernsthafte Erkrankung wahrgenommen und behandelt werden. Besonders gefordert sind die Ärzte und Psychotherapeuten. Die aktuelle Situation ist gekennzeichnet durch Sprachlosigkeit und die Einschätzung, Inkontinenz wäre eine rein pflegerische Aufgabe, eine Begleiterscheinung anderer Erkrankungen oder des Alters, die nicht unbedingt zu behandeln ist. Dazu kommen eine erschreckende Unkenntnis über Ursachen, Hilfsangebote und Behandlungsmöglichkeiten (Kummer, 2011) und schließlich auch die übliche Tabuisierung.

Es reicht nicht, spezielle Fortbildungen anzubieten. Die Ausbildung der zukünftigen Mediziner und vermutlich auch die spätere Vergütung müssten sich grundlegend verändern. Schon in der Ausbildung müssten Mediziner genauso selbstverständlich über Ursachen, Behandlungsmöglichkeiten und Beratungsangebote unterrichtet werden, wie das etwa bei Herz-Kreislauf-Erkrankungen der Fall ist.

Für fast alle Betroffenen ist das Thema stark schambesetzt, tabuisiert. Meist vergehen viele Jahre und große Not, bis sie sich zu offenbaren trauen. Ärzte und Pflegepersonal müssen daher lernen, von sich aus eine mögliche Blasen- oder Darmschwäche anzusprechen, so selbstverständlich, wie es bei anderen Erkrankungen ist. Natürlich sind auch die Betroffenen gefragt und zur Offenheit ermuntert. Bei doppelter Sprachlosigkeit sind allerdings zuerst die Mediziner und Fachkräfte gefragt. Wie sollen von Scham und Angst betroffene Menschen über ein Tabuthema offen reden können, wenn nicht einmal die Fachkräfte dazu in der Lage sind?

In fast allen Arztpraxen werden Flyer und Infomaterial über Igel-Leistungen, Diabetes- und Herz-Kreislauf-Erkrankungen ausgelegt. Genauso selbstverständlich sollte Infomaterial über Blasen- und

Darmerkrankungen und Inkontinenz zur Verfügung stehen sowie über Kontinenzzentren und deren Behandlungsangebote.

Psychotherapeuten sollten in ihren probatorischen Sitzungen selbstverständlich auch das Thema Inkontinenz und entsprechende Erkrankungen erfragen und die damit verbundenen Ängste und Depressionen behandeln. Dazu müssten sich die Ausbildungsangebote radikal verändern und dieses Thema zur Pflicht zu machen.

Übereinstimmend wurde in meinen Interviews berichtet, dass es in den Heimen zahlreiche Mitarbeiter gibt, die mit den Bewohnern und Bewohnerinnen grob umgehen und sie mitunter für Stunden in ihren vollgemachten Hosen sitzen oder liegen lassen. Sowohl die Bewohner als auch die Angehörigen fürchten zu Recht, dass Beschwerden eine noch schlimmere Behandlung zur Folge hätten. Alle Pflegekräfte, die sich einfühlsam und kompetent verhielten, berichteten, eine offene Diskussion im Team würde vermutlich eher negative Folgen für die Bewohner haben und zudem das Team entzweien. Mir und den Interviewten ist keine gute Lösung für dieses Problem eingefallen. Also werden viele Betroffene weiter in ihrem Kot und ihrem Urin sitzen bleiben müssen.

Ein ermutigendes Beispiel ist die positive Veränderung im Umgang mit psychischen Erkrankungen. Gesellschaftlich und individuell ist es fast schon selbstverständlich, offen damit umzugehen. Dies hatte in den Medien, aber auch bei den Betroffenen zur Folge, viel freier und selbstverständlicher etwa über Depressionen, Ängste oder Zwangserkrankungen zu reden und sich zeigen zu können.

Das Angebot der meisten Kontinenzzentren richtet sich eher an Frauen beziehungsweise um das Thema vor- und nachgeburtliche Betreuung. Für betroffene Männer und Menschen mit einer Blasen- oder Stuhlinkontinenz gibt es wenig Möglichkeiten. Hier müssten viel mehr Diagnose- und Behandlungsmöglichkeiten eingerichtet werden.

Ich habe zahlreiche Frauen interviewt, die in verschiedenen Städten an Kursen zur Beckenbodengymnastik teilgenommen hatten. Alle wussten dieses Angebot sehr zu schätzen, die meisten profitierten davon. Übereinstimmend haben aber die Teilnehmerinnen mit Inkontinenzproblemen berichtet, über die psychischen Probleme und die zum Teil quälende Not der Frauen sei nicht geredet worden. Auch hier wäre es gut, wenn die Physiotherapeutinnen ihre Sprachlosigkeit überwinden könnten.

Leider haben die Bewohner von Pflegeheimen keine Lobby und die anderen, die mobil sind, ebenfalls nicht. Wie könnte das auch sein, wenn alle Beteiligten das Problem verschweigen und tabuisieren? Es würde sich etwas ändern, wenn in der Öffentlichkeit, in der Politik und im medizinisch/pflegerischen Bereich die gleiche Sensibilität vorherrschen würde wie etwa bei der Diskriminierung anderer Gruppen. Dann wäre es undenkbar, dass viele Millionen Menschen, überwiegend Frauen, in ihrem Kot und Urin sitzen blieben und ihre große Not ignoriert würde.

21 Medien, Politik, Öffentlichkeit

In der Öffentlichkeit, in den Medien und in der Politik wird das Thema Inkontinenz und die Not vieler Menschen genauso tabuisiert wie in allen anderen Bereichen auch. Ein wichtiger Grund: Es gibt keine lautstarke Lobby für die Betroffenen. Etwa die Bewohner von Pflegeheimen können und werden sich nicht wehren, wenn sie in ihren Exkrementen sitzen oder liegen bleiben. Diejenigen, die noch mobil sind, schweigen aus Scham und aus Angst. Wie schon eingangs ausgeführt: Auch die Ungleichbehandlung im Vergleich mit anderen Problemen ist mitunter kaum zu ertragen. Wenn viele Millionen Frauen keine Hilfe bekommen, in ihrem Urin sitzen oder liegen bleiben und in großer seelischer Not sind, dann interessiert das niemanden. Niemand setzt sich für sie ein. Es ist überfällig, dass dieses Thema endlich aus der Tabu-Ecke geholt wird und angemessene Hilfen überlegt werden. In der Öffentlichkeit wird lautstark über die Benachteiligung verschiedenster Gruppen diskutiert. Gleichzeitig leiden viele Millionen von Inkontinenz betroffene Menschen, werden benachteiligt und auch misshandelt. Denn es ist eine Misshandlung, stundenlang in seinen Exkrementen sitzen oder liegen zu bleiben und psychisch Not zu leiden!

Nochmals: Ein wichtiger Grund ist die fehlende lautstarke Lobby. Das Leid vieler Millionen Menschen mit ihrer Inkontinenz ist kein Thema in der Politik und in den Medien. Kleines Beispiel: In meiner Heimatzeitung las ich vor einiger Zeit einen Artikel über die Vorsorge bei chronischen Erkrankungen auf Reisen (Warth, 2023). Es wurden einige Erkrankungen beschrieben. Was fehlte? Wie kann ich vorsorgen, wenn ich inkontinent bin! Die Liste der Beispiele für das Verschweigen und Vergessen ließe sich endlos fortsetzen. Eine Änderung ist nur möglich, wenn das Leiden der Betroffenen endlich Gehör findet, ohne Tabu behandelt wird und entsprechende Hilfen entwickelt werden.

Wie es anders funktionieren kann, lässt sich am Beispiel psychischer Erkrankungen aufzeigen. Bis in die Achtzigerjahre wurden Depressionen, Ängste und andere psychische Störungen tabuisiert. Man galt als verrückt, und die Betroffenen schämten und versteckten sich mit ihrer Not. Häufiger Ausweg: Saufen oder Suizid. Einige meiner Patienten wollten nicht im Wartezimmer, sondern lieber auf der Straße warten, um nicht gesehen und erkannt zu werden. Dank einer sich wandelnden Beachtung in der Politik und in den Medien hat sich einiges positiv verändert. Die Probleme werden inzwischen meist offen und positiv diskutiert beziehungsweise beschrieben. Fachgerechte Hilfsangebote sind selbstverständlich, und es wird offen darüber gesprochen, wenn eine Psychotherapie gewünscht oder erforderlich ist. Warum sollte eine solche Veränderung nicht auch bei dem Problem Inkontinenz möglich sein?

Abschließend sei noch ein ermutigendes Beispiel über einen offenen, witzigen und sehr wünschenswerten Umgang mit dem Thema geschildert (Stuck, 2023). Unter dem Titel „Ich war wie ein Pavian“ schildert die Schauspielerin Elena Uhlig ihre Probleme mit Inkontinenz im Zusammenhang mit einer entzündlichen Darmerkrankung. Am Anfang habe sie beim Erzählen noch einen roten Kopf bekommen. Zu ihrem Blog „Uhligs Darmwochen“ habe sie aber viel positive Resonanz bekommen und freimütige Berichte von Menschen, wie sie es sich selbst nicht getraut hätte: „Reizdarm, Krämpfe, Durchfall, jahrelange Leiden. Vor allem Scham, Scham, Scham“ (Stuck, 2023, S. 65). Das habe sie ermutigt, viel selbstverständlicher mit ihrem Problem und ihrer eigenen Scham umzugehen. Es ist zu hoffen, dass es zukünftig noch viele Elena Uhligs gibt und Medien, die dieses Thema aufgreifen.

Teil VII
Ein neues Therapiemodell

22 Verborgene Muster

Durch die Arbeiten, die Lektüre und die Gespräche zu diesem Buch bin ich zu einigen überraschenden Erkenntnissen gekommen, die traditionelle Erklärungen menschlichen Verhaltens und Therapiemodelle infrage stellen. Die folgenden Ausführungen über verborgene Muster betreffen auch das Thema und den Umgang mit Inkontinenz, gehen aber weit darüber hinaus.

Sie erheben keinen Anspruch auf endgültige Wahrheiten.

Vorhersagsystem: Lisa Feldman Barrett („Wie Gefühle entstehen"; Feldman Barrett, 2023b) und Stefan Kölsch („Die dunkle Seite des Gehirns"; Kölsch, 2022) beschreiben Forschungsergebnisse, die belegen, dass unsere Verhaltensreaktionen weitgehend festgelegt sind, bevor uns das bewusst wird. In einem Experiment wurden Testpersonen angewiesen, jeweils bewusst einen bestimmten Knopf zu drücken. „Die folgsamen Versuchspersonen waren im Glauben, sie würden aufgrund ihres freien Willens die Tasten drücken." Aber: „Circa acht bis zehn Sekunden vor einem Tastendruck konnte man anhand von MRT-Signalen voraussagen, ob die Person die linke oder die rechte Taste drücken würde" (Kölsch, 2022, S. 41). Die meisten unserer Entscheidungen werden getroffen, bevor sie uns bewusst sind. Dieses unbewusste Vorhersagesystem dient dazu, eine ausgewogene Energiebilanz, das Überleben, unser Wohlbefinden und die Zugehörigkeit zu der Gemeinschaft zu sichern.

Stellen Sie sich vor, Menschen müssten in jeder Situation bewusst herausfinden und entscheiden, was zum Überleben notwendig ist: Unsere Art hätte nie existieren können, wäre längst ausgestorben. Droht eine Gefahr oder ist Ihre Energiebilanz im roten Bereich „dann muss Ihr Gehirn vorhersagen, was zu tun ist, damit Sie wohlbehalten und am Leben bleiben" (Feldman Barrett, 2023a, S. 127). Diese Vorhersagen werden anhand biologisch-kultureller Faktoren und individueller Prägungen getroffen. Das heißt, es wird vorab und unbewusst entschieden, welche „Überlebensreaktion" optimal ist und wie Ihre Energiebilanz ausgeglichen bleiben kann.

Körperbudget, Energiebilanz: Gekoppelt ist das Vorhersagemodell an ein sogenanntes Körperbudget, an die Regulierung unserer Energiebilanz (Feldman Barrett, 2023b). Die evolutionären und kulturell-biologisch bedingten Einflussfaktoren, individuellen Prägungen und auch aktuelle Wirkfaktoren bleiben uns weitgehend verborgen. „Es scheint uns zwar, als sei unser Bewusstsein der Mittelpunkt der Welt. Tatsächlich macht es jedoch nur einen winzigen Bruchteil der Vorgänge im Gehirn aus..." (Kölsch, 2022, S. 58). Müssten wir in Gefahrensituationen bewusst entscheiden und überlegen, welche Reaktion angemessen wäre, wäre ein Überleben nicht möglich.

Die Vorhersagen und die damit verbundenen unbewussten Verhaltensmuster werden aufgrund kultureller Normen, früherer Erfahrungen und im Abgleich mit der Energiebilanz des Körpers getroffen. Sie dienen dazu, die verfügbare Energie, das Körperbudget zu regulieren. Oberstes Ziel ist eine ausgeglichene Energiebilanz. Gerät diese aufgrund von Stress, anhaltenden Bedrohungen, hormonellen Veränderungen (zum Beispiel Menstruationszyklus) (Feldman Barrett, 2023b, S. 326–327) oder starken Schmerzzuständen außer Kontrolle, kommt es zu emotional unkontrolliertem Verhalten und unkontrollierten Gefühlen. Diese Gefühle werden dann oft dem „falschen" Verhalten anderer Menschen zugeordnet.

Unbewusste Vorwegreaktionen werden durch Wiederholungen tief eingespurt. Unser unbewusstes Vorhersagesystem orientiert sich in ähnlichen Situationen an kulturell-evolutionären Faktoren, entsprechenden Normen und frühen, individuellen Prägungen. Diese werden durch unzählige, auch gedankliche Wiederholungen verstärkt als Überlebensmuster und „richtiges" Vorhersagemodell tief verankert. Da wir diese Grundmuster in der Regel nicht erkennen, werden wir in der Regel „lebenslänglich" über unser unbewusstes Vorhersagesystem und die damit verbundene Regulierung des Energiebedarfs gesteuert. Trotzdem sind wir diesem Vorgang nicht ausgeliefert. Im Alltag sind bewusste Anpassungs- und Veränderungsprozesse nicht nur möglich, sondern ständig erforderlich und damit auch eine Anpassung unseres Vorhersagemodells. Zugleich ist es bewusst möglich, andere Entscheidungen zu treffen, wie das Beispiel vieler Menschen zeigt.

Wie falsche Lösungen entstehen und eingespurt werden, zeigt das folgende Beispiel. Paul Watzlawick schildert ein Experiment mit einem Pferd. Die daraus folgenden Erkenntnisse treffen aber genauso auf Menschen zu:

> *Einem Pferd wird durch eine Metallplatte in seiner Box ein leichter elektrischer Impuls auf einen seiner Hufe erteilt. Kurz zuvor ertönt eine Glocke. Das Pferd hebt automatisch seinen Huf vom Boden. Nach einigen Versuchen genügt das Läuten der Glocke, das Pferd hebt nun auch ohne den elektrischen Impuls zuverlässig seinen Huf vom Boden ab, um den Schmerz ... zu vermeiden. Die Metallplatte, die die elektrischen Impulse gegeben hat, wurde zuvor abgebaut. Das Pferd wird nun jedes Mal, auch wenn es keinen Schock erhält, durch jeden Akt des Vermeidens in der Annahme bestärkt, „das Heben des Hufs sei das richtige Verhalten, das vor einem unangenehmen Verhalten schützt .... Es ist gerade dieses vermeintlich richtige Verhalten, das es dem Pferd nun unmöglich macht, die für sein Leben wichtige Entdeckung zu machen, dass die Bedrohung durch den Schock nicht mehr besteht." (Watzlawick, 1976, S. 59)*

Betrachtet man den Vorgang als ein universelles Verhaltensmuster aller Menschen im Sinne einer unbewussten Überlebensreaktion und einer ausgeglichenen Energiebilanz, dann spielt sich dieser Vorgang bei jedem Menschen ab. Unser Verhalten wird nicht nur durch das ursprüngliche schmerzhafte Erleben geprägt, sondern durch unbewusstes, wiederholtes Vermeiden tief eingespurt. Wichtig ist die Folgerung, dass es dem Pferd und den Menschen nicht mehr möglich ist zu entdecken, wenn eine Bedrohung nicht mehr besteht. Und schließlich das i-Tüpfelchen: Ist beispielsweise eines meiner Grundmuster, dass ich missachtet werde, bestätigt mich das tagtäglich in meiner Überzeugung und meinem Verhalten. Mein „misstrauisches, verletzliches, feindseliges Gehabe wird in den anderen die ... erwartete Haltung erzeugen, was wiederum beweist, dass die Welt so ist" (Watzlawick, 1988, S. 122). Das heißt, es besteht eine systemische, eine rückbezügliche Kausalität.

Dieser Vorgang betrifft auch auf die Angst vor Inkontinenz: Die ursprüngliche Situation hat sich geändert, aber die ursprüngliche Erfahrung und die vielfache tatsächliche und gedankliche Meidung bestätigen den angenommenen Überlebens- und Anpassungserfolg. Mein eigenes Verschweigen erzeugt das Verschweigen der anderen und bestätigt die falsche Lösung.

Ausgleich und Kompensation von Beziehungsstörungen – der Zwilling des Hufhebers: Menschen, die keine positiven Bindungen und Zuwendung erfahren haben, versuchen dies auf andere, positive Weise zu kompensieren. Das können manche Tierliebhaber, Sammler oder auch Messies sein. Stellvertretend für die nicht gehabten und nicht geglückten Beziehungen stehen dann Objekte, Ersatzhandlungen oder Tiere. Ähnlich wie bei dem oben beschriebenen Pferdeversuch wird hier immer wieder gewissermaßen ein Huf angehoben, was positive Gefühle und einen Ausgleich verschafft. Dic Objekte oder Ersatzhandlungen stehen dann stellvertretend für Beziehungspersonen und für Zuwendung. Zudem ist Sammeln als Überlebensstrategie evolutionär in uns angelegt und verstärkt die genannten Prozesse.

Deshalb sind etwa Versuche zum Scheitern verurteilt, Messies zum Wegschmeißen ihrer Sachen zu bewegen. Beim Messie hat sich folgendes Kompensationsmuster gebildet: Die Gegenstände stehen für nicht gehabte Beziehungen und Zuwendung. Die traditionelle Therapie zielt darauf ab, Patienten über Konfrontation und kognitive Umstrukturierung zu überzeugen. Sie sollen lernen, sich von „überflüssigen" Sachen zu trennen. Dabei würden auch gesunde Menschen nicht akzeptieren, dass vor ihren Augen die Familie (beim Messie Dinge als Zuwendungs- und Familienersatz) auf den Müll geworfen wird. Wie sinnvoll ist es, keine Angst zu haben, wenn Familienmitglieder entsorgt werden?

Warum und wie diese Grund- und Kompensationsmuster und die zugrunde liegenden Prädispositionen zu psychischen Störungen führen können und warum übliche Therapieversuche, in Unkenntnis darüber, häufig fehlschlagen, erfahren Sie auf den nächsten Seiten.

Der Drang zur Anpassung – Konformitätsdrang: Die Zugehörigkeit und der unbewusste Drang zur Konformität mit einer Gruppe ist für alle Menschen von zentraler Bedeutung – so wichtig, dass deswegen Kriege

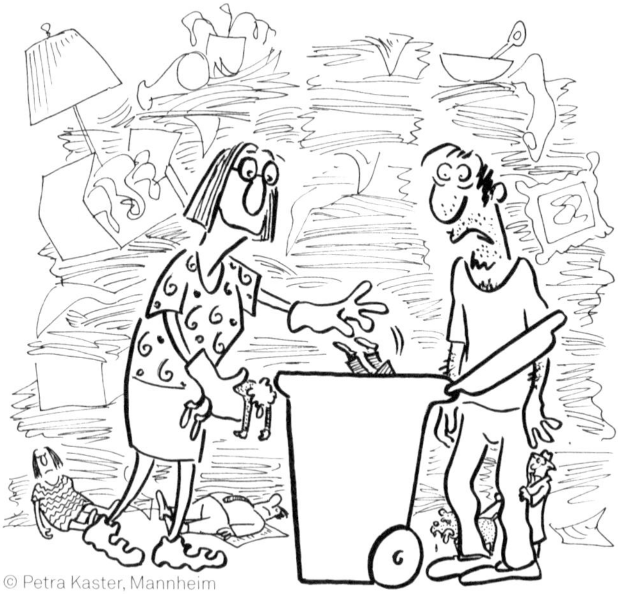

© Petra Kaster, Mannheim

angezettelt und Mitglieder anderer Gruppen ausgegrenzt und gehasst werden (Kölsch, 2022). Dieser Drang zur Konformität hat verschiedene Gründe. Jedes Gruppenmitglied hält sich bewusst und unbewusst an Normen und Regeln, nur so ist eine geordnete Gemeinschaft möglich. Wichtig ist dabei nicht, ob die Einstellungen und Regeln sinnvoll sind, „sondern dass wir durch ihre Übernahme Teil der Gruppe werden" (Kölsch, 2022, S. 239). Für Einstellungen, die der eigenen Gruppe widersprechen, ist kein Platz. Gefühle sind „ansteckend"; wir fühlen mit, was andere empfinden. Wozu? Auch diese Eigenschaft dient dem Überleben. Wenn die anderen eine Gefahr signalisieren oder Ihr Kind weint, werden Sie rechtzeitig reagieren (Parianen, 2017).

Gruppenzugehörigkeit bedeutet gleichzeitig Abgrenzung und Ablehnung von Fremdgruppen, die als Gefahr erlebt werden. Überlebenswichtig ist zudem die Fähigkeit und der Drang, andere zu kopieren und sich anpassen zu können. Stammesgeschichtlich erklärt: Kommt das Mitglied einer Gruppe im Urwald zu einer anderen Gruppe, muss es lernen, was essbar ist, welche Normen und Regeln dort herrschen, sonst ist ein Überleben kaum möglich. Ähnliches gilt in unserer Gesellschaft, ein Beispiel ist Inkontinenz oder das Verletzen von Tabus.

Die verborgenen Grund- und Kompensationsmuster: Auf Basis der geschilderten wissenschaftlichen Forschungsergebnisse lassen sich nach meinen Erkenntnissen folgende Schlüsse ziehen. Das Verhalten aller Menschen wird in der Regel von einigen wenigen unbewussten Grundmustern bestimmt, die individuell und durch kulturell-soziale Normen früh geprägt worden sind. Diese unbewussten Grundmuster und die Zugehörigkeit zu einer bestimmten Gruppe führen in Beziehungen und auf der gesellschaftlich-politischen Ebene ständig und zwangsläufig zu Konflikten. Wir versuchen uns gegenseitig von Dingen rational zu überzeugen, die Teil unserer frühen Prägung und damit auch Teil unserer unbewussten Überlebensmuster sind.

Sehr eindrucksvoll kommt ein Grund- und Kompensationsmuster in dem Buch „Can't hurt me" (Goggins, 2023) zum Ausdruck. Der Verfasser schildert sein langjähriges Martyrium und die brutalen Misshandlungen durch seinen Vater. Das führt dann zu dem überraschenden Grundmuster, dass er Freude daran gewinnt, Schmerzen zu trotzen, unerträgliche Belastungen zu suchen und zu bestehen. Das Buch beschreibt nun seine späteren Versuche, die Aufnahmeprüfungen zu einer Eliteeinheit zu bestehen. Andere hätten vermutlich die geschilderten Quälereien und die Überforderung nicht überleben können, für ihn waren sie Ansporn und Freude.

Jeder und jede von uns wird von solchen verborgenen Mustern gesteuert. Die meisten Menschen können jedoch gut mit ihren Eisenbahnen, gehorteten Tieren und ihren Alltagszwängen leben, ohne deswegen gleich gestört zu sein (vielleicht ein bisschen?).

Bei psychischen Störungen dagegen spielen diese Grund- und Kompensationsmuster eine verheerende Rolle, z. B., wenn aufgrund späterer belastender Lebensumstände diese Muster, das „Hufeheben" und damit die falschen Lösungen aus dem Ruder laufen.

Psychische Störungen und ihre geheimen Grundmuster: Zwangsstörungen, krankhaften Ängsten und Essstörungen sind solche unbewussten Grund- und Ausgleichsmuster zugeordnet. In der Regel haben die Betroffenen mangelnde Zuwendung, unsichere Bindungen oder eine traumatisierende Situation erlebt. In späteren, sehr belastenden Situationen, bei lang anhaltendem Stress oder bedrohlichen Anpassungsprozessen (Pubertät) kommt es dann zu psychischen Störungen und zur dysfunktionalen Dominanz der Grundmuster. Dabei ist es ein Unterschied, ob befürchtete Schmerzen vermieden werden oder ob wie beim Messie eine Kompensation stattfindet. Gemeinsam ist beiden Grundmustern: Es ist nicht mehr möglich zu entdecken, dass die frühere Bedrohung oder die frühere Ausgrenzung nicht mehr besteht. Meines Erachtens können psychische Erkrankungen nicht verstanden und nicht effektiv behandelt werden, wenn diese Grund- und Kompensationsmuster nicht erkannt werden. Nur diese Muster sind Ziel einer Änderung. Die frühen Verletzungen und die fehlenden Bindungen lassen sich nicht mehr ändern.

Die Ansicht von Lisa Feldman Barrett, man müsse die frühen Prägungen und Umstände nicht kennen, um Veränderungen zu ermöglichen, teile ich nicht. Ich muss die frühere Prägung, mögliche Traumatisierungen und das Überlebensmodell kennen, damit sich die speziellen Grund- und Ausgleichmuster und die rückbezüglich-systemischen „falschen" Lösungen identifizieren und verändern lassen. Wie können nun die genannten psychischen Störungen eingeordnet werden?

Krankhafte Ängste fallen unter die Rubrik „Hufheber". Sie sind der Versuch, seelische und körperliche Schmerzen oder Bedrohungen zu vermeiden, zu überleben. Dabei ist es erforderlich, die ursprünglichen, vielleicht traumatisierenden Gegebenheiten zu erfahren. Daraus können dann die eigentlich bestimmenden Grundmuster abgeleitet werden. Ausschließlich die Kenntnis dieser Grundmuster und die sich daraus ergebenden Verhaltensreaktionen sind wichtig, um Änderungen herbeiführen zu können.

Hinzuzufügen ist, dass Hunde, Katzen, Menschen und weitere Säugetiere nach der Geburt gewisse Persönlichkeitsmerkmale zeigen. Manche sind neugierig, manche lebhaft-aggressiv und andere sind ängstlich, verstecken sich. Bei den Ängstlichen wird das Vorhersagesystem vermehrt regulieren und die Wahrscheinlichkeit, krankhafte Prägungen zu entwickeln, höher sein.

Zwangsstörungen sind, genauso wie Angststörungen, bei den „Hufhebern" angesiedelt. Das heißt, um ursprüngliche seelische und körperliche Schmerzen zu vermeiden, reagieren die Betroffenen etwa in späteren Belastungssituationen mit Zwangshandlungen, was dann vermeintlich diese Bedrohung mindert. Zugrunde liegen hier ebenfalls unbewusste Grund- und Überlebensmuster, allerdings nicht in der gleichen Form wie bei den Angststörungen. Sowohl bei Zwängen als auch bei krankhaften Ängsten kommt es in Stress- und Belastungssituationen zu einem „mehr desselben" – die Energiebilanz gerät in den roten Bereich, die Zwangshandlungen nehmen drastisch zu. Die Erkenntnis, dass die ursprünglichen „Schmerzen" nicht mehr bestehen, ist nicht mehr möglich.

Das innere Kind gibt's nicht

Richtig an dieser Theorie ist die Tatsache, dass wir als Kinder wesentlich von Zuwendung und Zugehörigkeit abhängig und durch unsere soziale Umgebung sowie bestimmte Ereignisse geprägt sind. Weiterhin ist richtig, dass wir auch als Erwachsene stark von dem Bedürfnis nach Zuwendung, Zugehörigkeit und dem Drang zur Anpassung bestimmt werden, genauso, wie das weiter oben beschrieben ist. Die wirklichen Bestimmer sind aber – wie mehrfach erwähnt, unsere unbewussten Grundmuster (nicht zu verwechseln mit vordergründigen Glaubenssätzen). Man kann Menschen nicht heilen, indem sie ein imaginäres inneres Kind umarmen oder trösten. Am Beispiel der Inkontinenz wurde das geschildert: Stammesgeschichtlich und aufgrund individueller Prägung befürchten die Betroffenen, ausgestoßen, ausgrenzt, nicht mehr zugehörig zu sein. Da sitzt man nun, umarmt sich innerlich selbst: eine wenig realistische Vorstellung, abgesehen davon, dass es dieses innere Kind nicht gibt. Wir sind biologisch-evolutionär über unser Vorhersagemodell gesteuert. Wir sind Wesen, die auf das Überleben, die Anpassung und eine ausgeglichene Energiebilanz programmiert sind, egal, ob wir Kinder oder Erwachsene sind. Deshalb lassen sich psychische Störungen wie Ängste oder Zwänge durch Selbstumarmungen und Selbsttröstung nicht heilen. Die Idee der Selbstfürsorge ist wünschenswert. Aber diese Idee ist nur schwer umsetzbar, wenn wir unbewusst von Überlebensmustern bestimmt werden.

Verschiedene Grundmuster – warum Paare streiten: Paare streiten oft, weil sie ihre Grund- und Ausgleichmuster nicht erkennen, nicht erkennen können! Diese Muster prallen dann in der Beziehung aufeinander, lösen Wut, Verletzungen, regelmäßige Streitereien um die immer gleichen Konflikte aus. Vordergründig wird nutzlos gestritten. Dauerkonflikte gehen an den eigentlichen Grundmustern und rückbezüglich falschen Lösungen vorbei und verfestigen diese nur noch weiter.

Möglich und heilsam wäre es, wenn die Partner lernen könnten, sich zuzuhören, z.B. in strukturierten Gesprächssituationen. Jordan Peterson schreibt das treffend für sich als Therapeut. Er habe für sich die Entscheidung getroffen, zuzuhören: „Ich habe gelernt, meinen Patienten nicht ihre Probleme zu stehlen. Ich will nicht der erlösende Held sein" (Peterson, 2018, S. 366).

Hinzuzufügen sind Untersuchungen, die Lisa Feldman Barrett schildert (Feldman Barrett, 2023a). Studien zeigten, dass häufige verbale Aggressionen das Gehirn und den Körper genauso schädigen wie körperliche Gewalt und sexueller Missbrauch. Einer Studie zufolge litten Erwachsene, die als Kinder verbaler Gewalt ausgesetzt waren, mehr unter psychischen und körperlichen Erkrankungen als diejenigen, die körperliche Gewalt erlitten hatten (Feldman Barrett, 2023a). Verletzende Dauerstreitigkeiten zwischen Paaren dürften ähnliche Auswirkungen haben.

Das passt auch zum Thema Inkontinenz: Selbstabwertungen und innerlich bedrohliche Vorstellungen („Katastrophe, es geht in die Hose!", „Ich werde von den anderen gemieden") haben meines Erachtens die gleichen Folgen, als wenn ich von meinem Partner oder meiner Partnerin beschimpft oder bedroht werde.

Freier Wille und Überleben: Bewusste, freie Entscheidungen und bewusstes Lernen sind nicht nur möglich, sondern ein wichtiger Teil unseres Lebens. Wir passen uns ständig der Wirklichkeit an, lernen Fahrradfahren, konstruieren Computer, fliegen Flugzeuge. Und wir können und müssen uns an veränderte Realitäten anpassen, was nicht nur möglich, sondern überlebenswichtig ist. Selbst eingeschliffene Überlebensreaktionen und entsprechende Grundmuster sind veränderbar. Es gibt zahlreiche Möglichkeiten, bewusst darauf einzuwirken und diese Abläufe, manchmal mühsam und in kleinen Schritten, positiv zu verändern. Einige Vorschläge:

- Wenn unsere Energiebilanz durch Stress, Erkrankungen, psychische Belastung, eine unglückliche Beziehung etc. in den Miesen ist, können sich das „Hufeheben", die Zwänge und Ängste, aber auch Alltagsprobleme unerträglich steigern. Selbst dann ist es möglich, das

Körperbudget zu verbessern. Dazu gehören unter anderem ausreichend Schlaf, eine gesunde Ernährung, angenehme Aktivitäten, positive Eindrücke, viel Bewegung. Das kann sehr hilfreich sein, auch wenn Sie Stressfaktoren nicht verändern können. Anders Hansen, ein schwedischer Psychiater, hebt besonders die heilsame Wirkung von Sport und Bewegung hervor: Eine gute Physis und viel Bewegung schütze gegen Stress und vermindere Entzündungen (Hansen, 2023).

- Es gibt zahlreiche Faktoren, die dazu führen können, dass Ihre Energiebilanz völlig aus dem Gleichgewicht gerät. Feldman Barrett (2023a) beschreibt das anschaulich am Beispiel der Tage vor und während ihrer Menstruation. Das können auch außergewöhnlich belastende Situationen sein, anhaltende Schlaflosigkeit und vieles mehr. Dann fühlen Sie sich so mies, dass alles mies ist und alle Menschen böse sind. Sie werden kurzzeitig und heftig in Ihre alten Muster zurückfallen und müssen das notgedrungen auch so akzeptieren.
- Ihre Vergangenheit und die Erfahrungen Ihrer Kindheit können Sie nicht ändern. Wie Ihr Gehirn zukünftig Voraussagen trifft, dagegen schon: „Sie können Zeit und Energie investieren, um Neues zu lernen. Sie können neue Erfahrungen machen, neue Aktivitäten ausprobieren. Alles, was Sie heute lernen, sorgt dafür, dass Ihr Gehirn morgen andere Voraussagen trifft“ (Feldman Barrett, 2023a, S. 95).
- Wir können lernen, bestimmte Abläufe bewusst zu erkennen, *bevor* sie automatisch passieren. Etwa bevor wir zu viel essen oder auf dem Sofa sitzen, statt uns zu bewegen. Man kann solche Impulse bewusst und rechtzeitig erkennen, z. B. über Anker (Merkhilfen). Durch Achtsamkeit und Gewohnheitsbildung lassen sich dann auch eingeschliffene, vermeintlich kaum veränderbare Verhaltensweisen in kleinen Schritten bewusst verändern. Zahlreiche Anregungen finden Sie in den Büchern „Die 1% Methode“ von James Clear (Clear, 2020) und BJ Foggs „Die Tiny Habits Methode“ (Fogg, 2021).
- Im Rahmen einer Therapie, aber durchaus auch im Selbstversuch könnten Sie, ebenfalls in kleinen Schritten, Konfrontationsübungen durchführen, damit Ihr vielleicht starres Vorhersagesystem lernen kann, die Realität zu überprüfen und neu zu bewerten. Falls Sie nach Lektüre dieses Buches vorhaben, offen mit Ihrer Inkontinenz umzugehen, sollten Sie in kleinen Schritten anfangen, sich damit zu konfrontieren. Es wird Ihnen vielleicht nicht sofort gelingen, aber Ihre

bewusste Kontrolle kann Ihnen helfen, in Zukunft Fehlschläge zu vermeiden.

- Es ist hilfreich, möglichst konkrete, positive und umsetzbare Vorstellungen der Ziele zu entwickeln, die Sie erreichen möchten. Bezogen auf Ihr Problem mit Ihrer Blase oder Ihrem Darm: Konkret und positiv könnte eine Vorstellung sein, wie Sie in kleinen Schritten anfangen, offen über Ihr Problem zu reden.
- Bewusste Verhaltensänderungen zur Selbstoptimierung funktionieren nicht auf die Weise, wie es Glücksratgeber wohlmeinend vermitteln. In der Regel wird es ein mühsamer Prozess der Gewohnheitsbildung und fortwährenden Achtsamkeit sein, sofern die Möglichkeit besteht, die zugrunde liegenden Muster zu erkennen, und man sich davon befreien will.

Selbsterkenntnis, Selbsttherapie und Grundmuster

Vor einigen Wochen unternahmen wir einen Ausflug mit dem Auto, Freunde mit ihrem langsamen Lieferwagen auf der Autobahn vorneweg, wir mit Tempo 100 hinterher. Normalerweise hätte mich das genervt, und nach dem Ausflug wäre ich wieder in meine übliche Ungeduld verfallen, hätte auf die Drängler, Blockierer und wie besoffen fahrenden Handybenutzer geschimpft. Zu der Zeit saß ich am Kapitel 9 dieses Buches („Hast du ein Problem und willst es nicht haben, dann hast du schon zwei"). Das hat mir auf dieser Fahrt zu Einsicht, Geduld und innerer Ruhe verholfen. Es hat mir die Einsicht gebracht, dass diese Ungeduld, dieses „Sich-nicht-einengen-lassen-Wollen" viel mit meiner eigenen Prägung und den damit verborgenen Mustern zu tun hat. Dazu kommt, dass in unserer Gesellschaft die Mehrzahl der Menschen ungeduldig ist, nicht warten kann, alles sofort haben will. Wird man blockiert, kommt der Ärger und die Aggression, etwa beim Autofahren. „Vernünftige" Argumente (Umwelt, Geld sparen) sind dann egal. Meine Merkhilfe im Auto eine kleine, gut sichtbare Tigerente, die mich stets daran erinnern soll, mir kein zweites Problem zu schaffen und vor allem eines meiner Grundmuster – „Ich lasse mich nicht einengen und fesseln" – in kleinen Schritten zu verändern.
Wenn aber das Körperbudget außer Kontrolle ist, funktioniert gar nichts mehr!

Was mein systemisch-rückbezügliches Lösungsmuster betrifft: Meine Ungeduld, meine Drängelei, mich „Nicht-einengen-lassen-Wollen“, lösen bei manchen Menschen Ungeduld und Aggressionen aus, also genau das, was ich nicht ausstehen kann. Systemisch gedacht: Ich werde noch ungeduldiger.
Wichtig: Beziehen Sie in Ihre Überlegungen mit ein, dass Ihre Grundmuster nicht nur auf individueller Prägung beruhen, sondern allgemein kulturelle Gründe haben können. Leon Windscheid beschreibt Ungeduld und Nicht-warten-Können auch als ein Produkt unserer westlichen Kultur (Windscheid, 2023). Das lässt sich nicht unterscheiden oder trennen von der individuellen Prägung. Falls Sie Ihr Verhalten ändern wollen, ist das auch nicht erforderlich.

Vergleich mit traditionellen Therapien: Herkömmliche Therapien ignorieren die Tatsache, dass wir Menschen biologische Wesen sind, die überleben wollen. Sie ignorieren die Bedeutung des biologisch begründeten Vorhersagemodells und einer ausgeglichenen Energiebilanz, die im Voraus und unbewusst unsere Entscheidungen bestimmen. Die systemisch-rückbezüglichen Verhaltensaspekte werden nicht berücksichtigt, ob das eine Paarbeziehung oder unser soziales Umfeld ist.

Traditionelle Erklärungen und Therapien beziehen diese Forschungsergebnisse nicht mit ein. Es ist zu hoffen, dass sich das im Interesse von psychisch Erkrankten ändert. Die meisten Menschen haben akzeptiert, dass die Erde keine Scheibe ist.

Trotzdem können Menschen in Eigeninitiative oder in traditionellen Therapien ihr Verhalten verändern, wenn es ihnen gelingt, eine belastende Lebenssituation zu beenden, oder sie selbst beschließen, über Konfrontation und bewusste Entscheidungen neue Erfahrungen zu machen. Wie erwähnt: Bewusste, freie Entscheidungen und bewusstes Lernen sind ein wichtiger Teil unseres Lebens. Wir können und müssen uns ständig bewusst an veränderte Realitäten anpassen, auch das ist zum Überleben notwendig.

Die neue Therapie: Von Geburt an geht es um Überleben, eine ausgeglichene Energiebilanz und die Anpassung an die Gemeinschaft. Das Wissen um die frühere Prägung und Traumatisierung ist nur wichtig, um Grundmuster und systemisch-rückbezügliches Verhalten identifizieren und verändern zu können. Die frühen Prägungen können wir nicht verändern, und sie sind nicht Gegenstand der Therapie. Die Grund- und Ausgleichsmuster müssen als ursprüngliche Überlebensstrategien begriffen und gewürdigt werden. Ziel ist gleichermaßen eine Veränderung der systemischen, dysfunktionalen Lösungen. „Ursache erzeugt Wirkung, aber Wirkung wirkt dann unweigerlich auf die eigene Ursache zurück" (Watzlawick, 2023, S. 43–46). Therapeutische Interventionen richten sich folglich auf eine Änderung der Grundmuster und gegen die systemisch bezogenen Lösungsversuche der Betroffenen. Ich muss erkennen, dass ich durch das Verschweigen der Inkontinenz das Schweigen anderer Menschen und damit eine vermeintliche Ausgrenzung erzeuge. Die Lösung sind dann ein Noch-Mehr-Verschweigen, noch größere Ängste und die entsprechenden Reaktionen der anderen, die mich durch ihr Schweigen bestätigen. Vom Verhalten der anderen aus betrachtet: Wenn die anderen schweigen, fühle ich mich in meinem Schweigen bestätigt, schweige weiter und hebe sinnlos meine imaginären Hufe.

Was können Sie tun? Ein erster Schritt wäre die Identifikation früherer prägender Situationen. Das kann durch das Erleben vor Ort (Autobahn, Parkplatz) oder über Fragen geschehen. Wie haben Sie in früheren, gefühlsmäßig ähnlichen Situationen reagiert und reagieren Sie auch heute noch? Welche Grundmuster und Lösungen haben sich herausgebildet? Möglicherweise werden Sie feststellen, dass sich diese Grundmuster und Lösungen nicht nur auf spezielle Situationen beziehen (z. B. Panikattacken auf der Autobahn), sondern sich auf alle anderen sozialen Lebensbereiche erstrecken. Wichtig zu erkennen sind zudem die rückbezüglich-systemischen Verhaltensreaktionen, ihre eigenen und die Ihrer sozialen Umgebung. Diese Verhaltensmuster sind zum Teil identisch mit den ursprünglichen Grundmustern und zementieren aufgrund der Reaktionen der anderen Menschen die falschen Lösungen, das „Hufeheben".

Nicht für alle Bereiche ist es notwendig, verborgene, schädliche Muster zu identifizieren. Manche sind offensichtlich, z. B. übermäßiges Essen, zu viele Süßigkeiten, mangelnde Bewegung. Andere, die Sie als schädlich (Tabu Inkontinenz) erkannt haben oder die Sie selbst unbedingt ändern wollen (z.B. Höhenangst), lassen sich auch ohne große Analysen und in kleinen Schritten ändern.

Wie können nun die nächsten konkreten Schritte aussehen?

Sind die Grund- und Kompensationsmuster erkennbar, würde eine Änderung in der oben unter „Selbsterkenntnis, Selbsttherapie und Grundmuster“ beschriebenen Weise erfolgen: über Gewohnheitsbildung und in kleinen Schritten. Konkret heißt das, Sie suchen sich zunächst eine Situation heraus (bei mir das Autofahren) und platzieren an einer passenden Stelle einen Anker, eine Merkhilfe. Das kann ein Gummiband um das Handgelenk sein, ein blauer Fingernagel oder zu Hause ein großer Zettel an geeigneter Stelle. Bei diesem Prozess der positiven Gewohnheitsbildung müssen Sie lernen, achtsam zu sein. Innerlich hilft mir die Vorstellung, dass sich durch meinen Ärger und meine Ungeduld nichts an der Situation ändert, aber dass dieser Dauerstress massiv meiner Gesundheit schadet.

Der nächste Schritt wäre, andere soziale Lebensbereiche peu à peu mit einzubeziehen, ebenfalls nach der 1-%-Methode. Zweiter Punkt, die systemische Verhaltenskomponente: Die bislang versuchten Lösungen führen zu „mehr desselben“ (auch bei den anderen) und damit zu noch mehr Elend. Neue Lösungen sind nur dann möglich, wenn diese Muster erkannt und die alte Lösung selbst als größter Fehler erkannt und verändert wird. Therapiemöglichkeiten werden bei der Systemischen Therapie aufgezeigt (unter anderem Watzlawick, Selvini).

Beispiel Inkontinenz: Die Lösung muss sich gegen das Verschweigen, das Verstecken und das Verschweigen der anderen richten. Das kann z.B. in kleinen Schritten mehr Offenheit sein. Oder Sie könnten absichtlich in kleinen Schritten beginnen, Ihr Problem mit der Inkontinenz nicht länger zu verstecken (z.B. Windeln offen liegen lassen).

Teil VIII
Anhang

Literaturverzeichnis

BEK-Arzt-Report. (2022). *Hauptsache gesund. Blasenschwäche bei Männern.* Verfügbar unter https://www.barmer.de/presse/infothek/studien-und-reporte/arztreporte/arztreport 2019-1062498

Berlepsch, T. & Bitzer, L. (2020). *Update für dein Unterbewusstsein.* München: Ariston.

Bloem, T. (1993). *Alter als Alternative: gut und gerne älter werden.* Genf: Ariston.

Böhmler-Hahn, J. (2021). *Tabuthema Inkontinenz – und wie Beckenbodentraining helfen kann.* Verfügbar unter Lasst uns über ... den Beckenboden reden: Tabuthema Inkontinenz – und wie Beckenbodentraining helfen kann – Panorama (stuttgarter-nachrichten.de)

Brett, L. (2021). *Ich bin nicht ganz dicht.* Kirchzarten: VAK.

Clear, J. (2020). *Die 1%-Methode – Minimale Veränderung, maximale Wirkung.* München: Goldmann.

Duerr, H.P. (1988). *Der Mythos vom Zivilisationsprozeß. 1. Nacktheit und Scham.* Frankfurt a. M.: Suhrkamp.

End- und Dickdarmpraxis Sindelfingen. (n. d.). *Stuhlinkontinenz – konservative Therapie. Schließmuskeltraining mit Biofeedback.* Verfügbar unter www.end-und-dickdarmpraxis.de/therapie/konservative-therapie/stuhlinkontinenz/

Ernährungsdocs. (2024). *Colitis ulcerosa, Arthrose, Sinusitis. Folge 71.* https://www.ndr.de/fernsehen/sendungen/die-ernaehrungsdocs/index.html.

Essig, U. (2020, Februar). Schwere Last. *Apothekenumschau*, S. 20–24.

Feldman Barrett, L. (2023a). *Sieben-einhalb Lektionen über das Gehirn.* Hamburg: Rowohlt.

Feldman Barrett, L. (2023b). *Wie Gefühle entstehen.* Hamburg: Rowohlt.

Fogg, B.J. (2021). *Die Tiny Habits Methode* (2. Aufl.). München: BTB Verlag.

Gaub, L. (2021, Januar). Unbesorgt loslachen. *Apothekenumschau*, S. 26–29.

Goggins, D. (2023). *Can't hurt me.* München: riva.

Gomez, J. (2006). *Schluß mit Inkontinenz!: Vorsorge, Ursache und Symptome, Training, medizinische Möglichkeiten; der Ratgeber für die ganze Familie.* Zürich: Oesch.

Good Health. (2022). Wie ich meine Hautkrankheit besiegte. *Good Health, 9* (11), 95–98.

Hansen, A. (2018). *Brain fit.* Gerlingen: Frech.

Hansen, A. (2023). *Brain blues.* München: Goldmann.

Häuser, W. (2013). Vor Angst in die Hosen scheißen. *Bauchredner*, 2,18–23.

Hauptsache gesund (Redaktion). (2022, 13. Oktober). *Inkontinenz bei Männern* [Beitrag in Fernsehsendung]. Leipzig: MDR.

Hayder-Beichel, D., Kuno, E. & Müller, M. (2012). *Kontinenz – Inkontinenz – Kontinenzförderung: Praxishandbuch für Pflegende.* Bern: Huber.

Kölsch, S. (2022). *Die dunkle Seite des Gehirns.* Berlin: Ullstein.

Kummer, K. (2011). *Kommunikation über Inkontinenz.* Bern: Huber.

Müller, K. (2021). *Autofahren ohne Angst: Das Erfolgsprogramm für entspanntes Autofahren.* Bern: Hogrefe. https://doi.org/10.1024/86076-000

Parianen, F. (2017). *Woher soll ich wissen, was ich denke, bevor ich höre, was ich sage?* Hamburg: Rowohlt.

Patientenbeauftragter. (2023).*10 Millionen Inkontinenz-Betroffenen das Leben erleichtern.* Verfügbar unter https://patientenbeauftragter.de/2023/06/30/10-millionen-inkontinenz-betroffenen-das-leben-erleichtern/

Peterson, J. B. (2018). *12 Rules For Life.* München: Goldmann Verlag.

Schickinger, J. (2014). *Inkontinenz.* Berlin: Stiftung Warentest.

Schön, G. & Seltenreich, M. (2017). *Wenn Blase und Darm nicht mehr halten, was sie versprechen.* Wien: Wilhelm Maudrich.

Schönberger, B. (2023). Hast du ein Problem und willst es nicht haben, dann hast du schon zwei. *Psychologie heute, 09*, 12–23.

Seleger, M., Krucker, J., Keller, Y. & Trinkler, F. (2012). *Beckenbodentraining, BeBo® – die versteckte Kraft im Mann.* Zürich: BeBo.

Socha, P. & Utnik-Strugala, M. (2022). *Das Buch vom Dreck: Eine nicht ganz so feine Geschichte von Schmutz, Krankheit und Hygiene.* Hildesheim: Gerstenberg.

Spiess, K. (2023). *Scheiss-Angst.* Köln: Community Editions.

Stahl, S. (2015). *Das Kind in dir muss Heimat finden: Der Schlüssel zur Lösung (fast) aller Probleme.* München: Kailash Verlag.

Stuck, S. (2023, September). Ich war wie ein Pavian. *Apothekenumschau*, S. 64–66.

Warth, R. (2023, 5. August). Chronisch krank auf Reisen. *Stuttgarter Nachrichten*, S. 11.

Watzlawick, P. (1976). *Wie wirklich ist die Wirklichkeit?* München, Zürich: Piper.

Watzlawick, P. (1988). *Münchhausens Zopf.* Bern: Huber.

Watzlawick, P. (2023). *Die Lösung ist immer der beste Fehler* (2. Aufl.). Heidelberg: Carl-Auer.

Wikipedia. (n. d.). *Stuhlinkontinenz.* Zugriff am 06.05.2024 unter https://de.wikipedia.org/wiki/Stuhlinkontinenz

Windscheid, L. (2023). *Besser fühlen: Eine Reise zur Gelassenheit.* Hamburg: Rowohlt.

Wilhelmi, M. (2019). *Nie wieder Blähbauch.* München: GU Verlag.

Adressen und Links

Nachfolgend sind einige Adressen aufgeführt, an die Sie sich bei Beratungs- und Informationsbedarf wenden können.

Deutsche Kontinenz Gesellschaft e.V.
Über die Website oder auch telefonisch können Sie die Adressen der zahlreichen zertifizierten Kontinenzzentren und spezialisierten Einrichtungen in Deutschland, Österreich und der Schweiz erfahren oder sich beraten lassen. Zudem gibt es Listen von spezialisierten Physiotherapeutinnen und Ärzten.

Deutsche Kontinenz Gesellschaft e.V.
Friedrichstraße 15
60323 Frankfurt am Main
Telefon: 069 795 883 93
www.kontinenz-gesellschaft.de

Kontinenzzentren und spezialisierte Praxen
In allen Bundesländern, in Österreich und in der Schweiz gibt es zahlreiche dieser Einrichtungen. Dort findet eine fachkompetente Beratung statt und werden dann auch entsprechende medizinische Eingriffe vorgeschlagen und durchgeführt. Die Mehrzahl dieser Einrichtungen richtet sich an Frauen, die unter Blasenschwäche, Harninkontinenz und Beckenbodenproblemen leiden, beziehungsweise Männer mit Harninkontinenz. Daneben gibt es aber auch einige Angebote für Menschen mit Darmerkrankungen und Stuhlinkontinenz. Gegebenenfalls müssen Sie das erfragen. Sie können diese Adressen und spezialisierte Kliniken entweder über die Deutsche Kontinenz Gesellschaft in Erfahrung bringen oder unter dem Stichwort „Kontinenzzentren“ aufrufen.

Margrit Hammer bietet hier in der Region Pforzheim – Enzkreis spezielle Kurse zur Prophylaxe nach einer Schwangerschaft an und Kurse für Frauen mit Inkontinenzproblemen: margrit.hammer@gmx.de

Selbsthilfegruppen

Im Folgenden werden einige überregionale Selbsthilfegruppen angeführt, die auch regional zahlreiche Gruppen anbieten.

DCCV Deutsche Morbus Crohn/Colitis Ulcerosa Vereinigung
Inselstraße 1
10179 Berlin
Telefon: 030 200 039 211

Deutsche Reizdarmselbsthilfe e.V.
Postfach 700218
60552 Frankfurt am Main
Telefon: 069 713 77 886
info@reizdarmselbsthilfe.de

Inkontinenz Selbsthilfe e.V.
Roelckestraße 9 A
Harn- und Stuhlinkontinenz
13086 Berlin
kontakt@inkontinenz-selbsthilfe.com

Über örtliche Beratungsstellen und Landratsämter können Sie zudem lokale Selbsthilfegruppen erfragen.

In der Schweiz werden unter „BeBo" Kurse zum Beckenbodentraining angeboten. Zudem können Sie unter diesem Stichwort spezialisierte Physiotherapeuten und -therapeutinnen erfragen.

Dank

Mir fallen viele Menschen ein, die mitgeholfen haben, dass dieses Buch zustande gekommen ist. Das betrifft nicht nur die Inhalte, sondern auch sonstige fürsorgliche Hilfe und notwendige Vergnügungen.

Im Folgenden seien die wichtigsten Helfer genannt.

- An erster Stelle kommt meine Frau. Sie hat mir viele wertvolle Anregungen gegeben, mich vor Irrwegen bewahrt, ohne Besserwisserei. Ohne sie wäre dieses Buch nicht zustande gekommen. Ohne sie wäre ich verhungert, sie hat monatelang geduldig meine mentale Abwesenheit und mein maulfaules Verhalten ertragen. Sie geht selbstverständlich und einfühlsam damit um, wenn es bei mir mal wieder in die Hose geht. Viel netter, als ich es selbst schaffe.

  Weiteren Menschen gilt mein Dank, ohne eine Ordnung oder Priorität:
- Dipl. Psych. Felix Schumann, mein Patensohn, der einige blöde Arbeiten übernommen hat und mir als analogem Rentner computertechnisch immer wieder hilft. Seine geduldige, fürsorgliche und aufbauende Art tut weit über das Buch hinaus gut.
- Die netten und witzigen Zeichnungen von Frau Kaster sind mir eine große Freude. Sie hat meine Vorschläge umgesetzt und einige meiner Ideen treffend korrigiert. Danke.
- Margret Kolbe, meiner privaten Vorlektorin, sei vielmals gedankt. Sie hat schon „Autofahren ohne Angst“ perfekt bearbeitet. Sie korrigiert nicht nur meine grammatikalischen Ausfälle, sondern hat mir zahlreiche wichtige Anregungen gegeben.
- Mein Bruder, Ernst Müller, hat inhaltlich und fototechnisch mit Erfolg geholfen. Die Titelfindung hat er, nach langem Suchen, in die richtige Spur gebracht.
- Frau Hammer, eine spezialisierte Physiotherapeutin hier vor Ort, die unter anderem Beckenbodenkurse für Frauen anbietet. Sie hat zahl-

reiche tolle Tipps zu diesem Buch beigesteuert, war sehr hilfsbereit und geduldig mit mir. Herzlichen Dank.

- Frau Lauri, die Programmlektorin von Hogrefe. Sie hat mich in entscheidenden Phasen nett und verständnisvoll immer wieder beruhigt. Und sie hatte zu allerlei Fragen und Ansichten von mir stets Verständnis.
- Frau Sonnenberg, langjährige Fachberaterin zur Kontinenzförderung am Elisabeth-Krankenhaus in Köln, hat ganz unkompliziert und willig die fachliche Durchsicht des Manuskripts übernommen. Auch ihr sei herzlich gedankt
- Frau Prof. Dr. Hayder-Beichel, Pflegewissenschaft/Kontinenzförderung, hat sich erfreulicherweise bereit erklärt, ein Geleitwort zu schreiben. Ich bin sehr dankbar dafür.
- Die Freunde, Verwandten, Pflegekräfte, Teilnehmer von Selbsthilfegruppen, die ich interviewen und „löchern" durfte, haben wesentlich an diesem Buch mitgewirkt. Allen diesen Nicht-Genannten mein besonderer Dank.

Schließlich gilt mein ganz besonderer Dank einigen mir persönlich unbekannten Menschen, die mich zu einer Entdeckungsreise und dem Sonderteil über ein neues Verhaltens- und Therapiemodell inspiriert haben: Lisa Feldman Barrett („Wie Gefühle entstehen"), Prof. Stefan Kölsch („Die dunkle Seite des Gehirns"), Milton Erickson und Paul Watzlawick – alle ihre Bücher.

Über den Autor

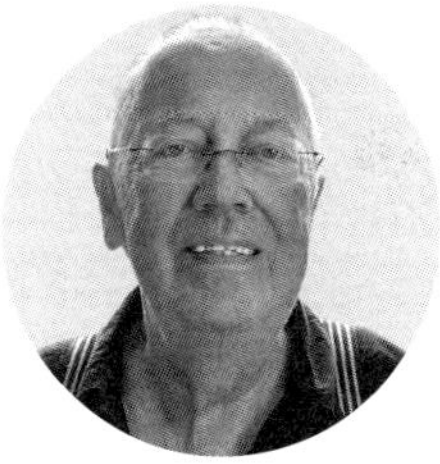

Karl Müller war diplomierter Psychologe und in verschiedenen Gemeinschaftspraxen tätig. Ab 2018 war er ein aktiver Rentner, den fachliche Themen und Therapien weiter beschäftigten. Karl Müller war zugelassener Verhaltenstherapeut und absolvierte zahlreiche Fort- und Zusatzausbildungen, unter anderem in NLP (Neurolinguistisches Programmieren), nicht direkter Hypnose und nicht direktiver Gesprächstherapie.

Ein Anlass, dieses Buch zu schreiben, waren die eigenen Erfahrungen des Autors mit Inkontinenz. Er litt selbst seit vielen Jahren unter einer entzündlichen Darmerkrankung.

In seiner Freizeit hatte er viele Interessen; so spielte er zum Beispiel Bandoneon, schaute sich gerne Filme an, die nicht sozialkritisch sind, sammelte Holz, Wasser und Sonnenenergie und las Bücher darüber, wie man 100 Jahre alt wird.

Leider verstarb Karl Müller vor Publikation dieses Titels.